Clodagh Sheehy &
Svetlana Pavlova Heywood Jones

Schnelle Hilfe mit HOMÖOPATHIE

Für Kel, Rían und Créde – eure Wärme, Liebe und Ermutigung haben mich stets getragen. – ***Clodagh***

Für Dick – für deine Freundschaft, dein Vertrauen und deinen Shepherd’s Pie.
Für unsere Zwillinge Sam und Alex, ihr seid meine größten Lehrer. – ***Svetlana***

Clodagh Sheehy &
Svetlana Pavlova Heywood Jones

Schnelle Hilfe *mit* HOMÖOPATHIE

Homöopathische Hausapotheke
für Erste Hilfe und häufige Beschwerden

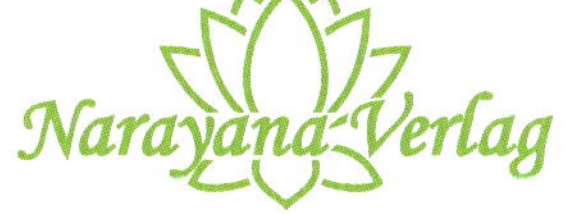

IMPRESSUM

Clodagh Sheehy & Svetlana Pavlova Heywood Jones
Schnelle Hilfe mit Homöopathie
Homöopathische Hausapotheke für Erste Hilfe und häufige Beschwerden
1. Deutsche Auflage 2020
ISBN: 978-3-95582-205-7

Titel der Originalausgabe:
Reach for a Remedy
Homeopathic Home Prescribing for First Aid and Minor Ailments

Übersetzt aus dem Englischen: Sabine Rickert
Layout: Linda Brummack, Guido Prenger
Cover: Narayana Verlag
Illustrationen: irin-k - shutterstock.com, Anette Linnea Rasmussen - shutterstock.com

Narayana Verlag GmbH, Blumenplatz 2, 79400 Kandern
Telefon: +49 7626 974 970-0
info@narayana-verlag.de
www.narayana-verlag.de

Inhalt

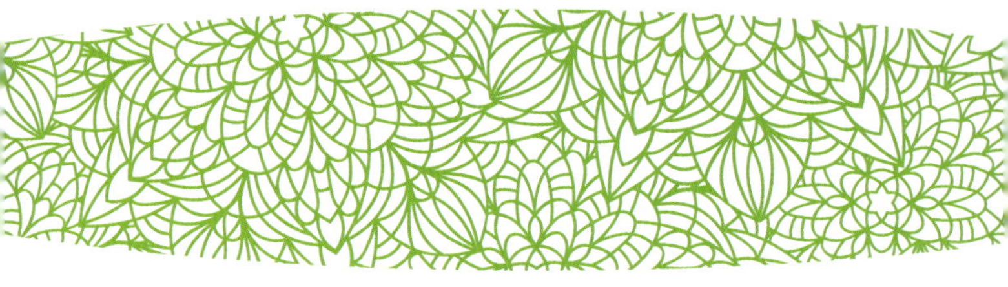

Über uns

Clodagh Sheehy hat als preisgekrönte Journalistin über 40 Jahre lang für Medienunternehmen in Irland gearbeitet, darunter Irish Press und Independent News and Media.
Seit fast 20 Jahren ist sie ausgebildete Homöopathin.

Nach ihrem Abschluss an der Irish School of Homeopathy 1999 und einem einjährigen Post-Graduate-Studium wurde sie in die Irish Society of Homeopaths aufgenommen. Von 2006 bis 2009 war sie Vorstandsmitglied der Society und ist heute als externe Beisitzerin im Prüfungsausschuss der Irish School of Homeopathy tätig.

Clodagh hat sich außerdem intensiv mit Reiki und Blütenessenzen beschäftigt. Auf ihrer Website www.irishhealing.ie veröffentlicht sie regelmäßig aktuelle Informationen rund um das Thema alternative Medizin.

„Durch den Tod meines Vaters an Darmkrebs im Jahr 1974 wurde mein Interesse an alternativen Heilmethoden geweckt. Ein irischer Arzt konnte damals den Zusammenhang zwischen Darmkrebs und einem Mangel an Ballaststoffen in der Ernährung herstellen. Ich wusste auch intuitiv, dass es einen Zusammenhang zwischen Krankheit und Stress geben musste. Zu dieser Zeit arbeitete ich für eine Ärztezeitschrift und beschäftigte mich von Berufs wegen ausgiebig mit dem Thema, konnte aber keine zufriedenstellenden Schlussfolgerungen ziehen.

Als ich in den 1980er-Jahren die Homöopathie kennenlernte, wusste ich, dass ich das fehlende Bindeglied gefunden hatte. Die Homöopathie erkennt den Zusammenhang zwischen Krankheit, Geist, Körper und Emotionen an. Für mich war das schlüssig und – noch wichtiger – die Arzneimittel wirkten.

Die Homöopathie hat mich auf eine Reise durch viele alternative Heilmethoden geführt. Ich finde den Begriff ‚alternativ' jedoch in gewisser Weise irreführend. Wenn Sie bei einem Autounfall schwer verletzt werden, ist eine Operation unumgänglich und Sie sollten alles annehmen, was die Schulmedizin zu bieten hat. Hier kann die Homöopathie begleitend zur Schulmedizin arbeiten, um Sie so schnell wie möglich genesen zu lassen. Aus diesem Grund bevorzuge ich den Begriff ‚ganzheitliche Medizin', bei dem alle Therapierichtungen zusammenarbeiten. Nichts wird ausgeschlossen." – Clodagh

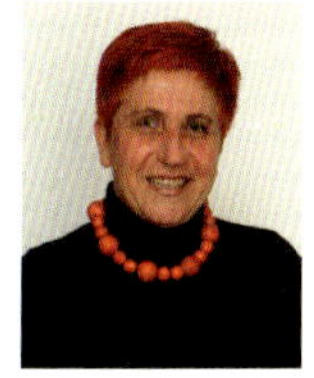

Svetlana Pavlova Heywood Jones wurde in Bulgarien geboren, studierte Soziologie in Sofia und schloss ihr Masterstudium in European Studies in Aachen, Deutschland, ab. In Bulgarien war sie zwei Jahre lang im Bereich private Krankenversicherung tätig, bevor sie ihre Karriere in Irland fortsetzte.

Während ihrer 14-jährigen Tätigkeit in der Versicherungsbranche wurde ihr bewusst, wie hoch die Kosten für die konventionelle medizinische Versorgung im Vergleich zu den kostengünstigen ganzheitlichen Alternativen sind.

Dies veranlasste sie, sich als Homöopathin ausbilden zu lassen, und sie schloss 2015 ihr Studium an der Irish School of Homeopathy in Dublin ab. Sie ist Mitglied der Irish Society of Homeopaths.

In ihrer Praxis arbeitet Svetlana mit Homöopathie, Heilpflanzen und Ernährung. Seit 2001 lebt sie mit ihrer Familie in Irland.

„In meiner Familie hat das Heilen mit Kräutern Tradition, und meine Urgroßmutter ist mein größtes Vorbild. Sie glaubte fest daran, dass die Pflanzen und Kräuter in unserer Umgebung alles bereithalten, was wir für unsere Gesundheit brauchen. Meine Urgroßmutter kam ganz ohne Schulmedizin aus. Sowohl meine Großmutter als auch meine Mutter folgten dieser Tradition.

Erst nachdem ich einige Jahre in der Krankenversicherungsbranche gearbeitet hatte, wurde mir bewusst, dass in der Schulmedizin alternative Ansätze zur Heilung gänzlich fehlen. Die Warnung unseres Hausarztes, dass eine dritte Operation das Gehör eines unserer Kinder ernsthaft beeinträchtigen würde, schreckte mich auf, und ich machte mich auf die Suche nach ganzheitlichen Alternativen.

Auf dieser Suche entdeckte ich das wunderbare Potenzial der Homöopathie. Meine Verantwortung als Mutter, zusammen mit meinen eigenen Erfahrungen als Kind und meinem wachsenden Bewusstsein im beruflichen Umfeld, brachten mich zu meiner jetzigen Berufung.
Jetzt kann ich mein Wissen nicht nur an meine Kinder und Enkelkinder weitergeben, sondern an alle, die sich dafür interessieren." – ***Svetlana***

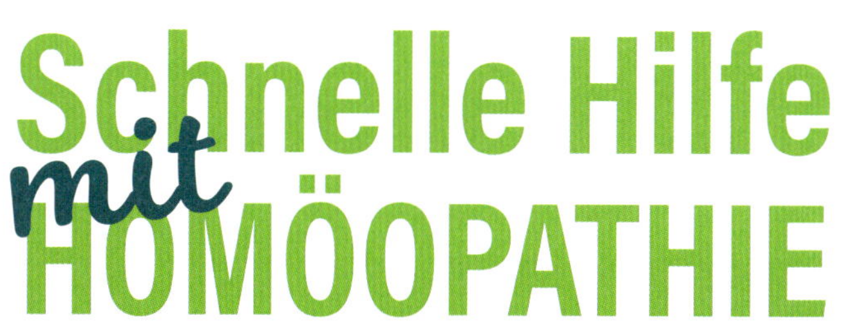
Schnelle Hilfe
mit
HOMÖOPATHIE

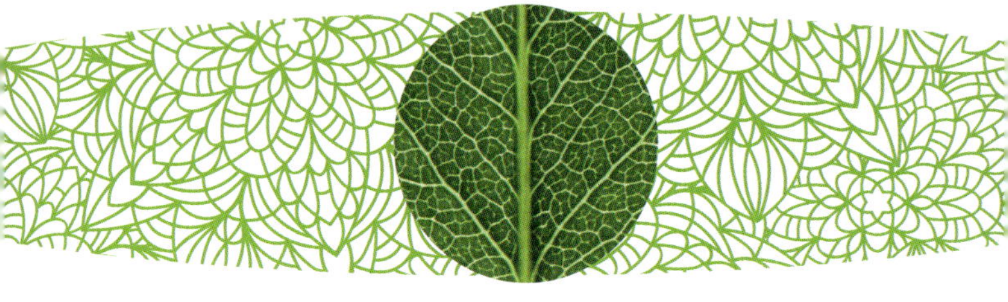

Einleitung

WARUM HOMÖOPATHIE?

Wenn Sie von Arnica gehört haben, haben Sie auch von der Homöopathie gehört. Wenn Sie Arnica als Mittel der Wahl bei Blutergüssen eingesetzt haben, sind Sie Anwender der Homöopathie und wissen, dass sie wirkt.

Homöopathische Arzneimittel sind wirksam, preiswert, schonend und sicher. Sie haben keine toxischen Nebenwirkungen und können daher von Babys, Kleinkindern, Teenagern, schwangeren Müttern und viel beschäftigten Eltern gleichermaßen eingenommen werden. In der Tat umfasst ihr Anwendungsspektrum alle Zeiten, von der Geburt bis ins hohe Alter.

Der ganzheitliche Ansatz in Gesundheit und Wellness ist ein schnell wachsender Trend und die Homöopathie Teil dieser Bewegung. Die Arzneimittel können allein, aber auch Seite an Seite mit konventionellen Therapieverfahren angewendet werden. Rund 200 Millionen Menschen auf der ganzen Welt greifen regelmäßig auf die Homöopathie zurück, die in Ländern wie Großbritannien, der Schweiz, Brasilien, Indien, Chile und Mexiko fest in die Gesundheitsversorgung integriert ist. Fast jeder dritte EU-Bürger wendet homöopathische Arzneimittel in seiner täglichen Gesundheitsversorgung an.

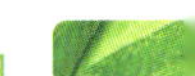

WAS IST HOMÖOPATHIE?

Bereits vor Urzeiten haben traditionelle Heiler erkannt, dass durch den Körper eine gewisse Lebenskraft oder Energie fließt. Die Existenz dieser Lebenskraft macht den Unterschied zwischen einem lebenden und einem verstorbenen Menschen aus.

Krankheit wird als Störung oder Blockade dieser Lebensenergie angesehen. Die Homöopathie setzt Arzneimittel ein, um diese Blockade zu lösen. Dabei ‚behandelt' die Homöopathie keine spezifischen Erkrankungen. Sie arbeitet mit der körpereigenen Energie, um die Selbstheilungskräfte des Organismus zu stimulieren. Die Homöopathie unterstützt – wie die ayurvedische und die traditionelle chinesische Medizin auch – das empfindliche Energiegleichgewicht zwischen Geist, Körper und Seele.

Jahrtausendealte Erfahrungswerte haben gezeigt, dass dieser Ansatz äußerst effektiv ist.

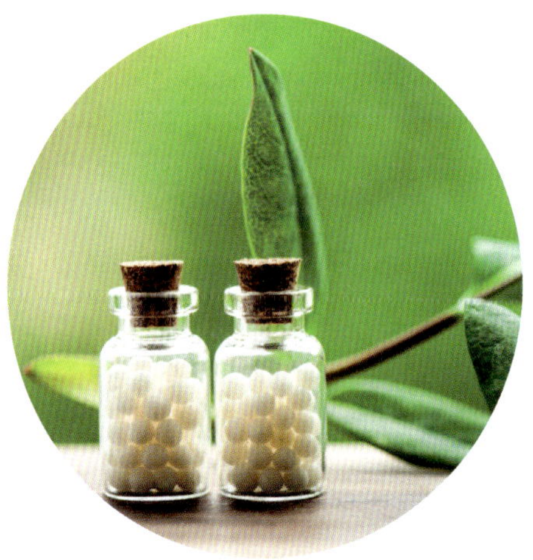

DIE PASSENDE ARZNEI

Die Symptome einer Krankheit sind wie blinkende Lichter auf dem Armaturenbrett, die Ihnen sagen, dass es da ein Problem gibt, für das eine Lösung gefunden werden muss.

In der Homöopathie dienen diese Symptome als Leitfaden für die Auswahl des passenden Arzneimittels. Es wird eine Übereinstimmung zwischen den individuellen Symptomen der Person und der Arznei hergestellt. Diese Arznei unterstützt dann den Körper in seiner Ganzheitlichkeit, um sich selbst zu heilen.

Wie funktioniert dieses Zusammenspiel? Ein paar Beispiele sollen als Veranschaulichung dienen.

Zu viel Kaffeekonsum kann Sie in der Nacht wachhalten. Es gibt eine aus der Kaffeebohne hergestellte Arznei, die genau diese Art von Schlaflosigkeit lindert – wenn man hellwach und angespannt ist und die Gedanken sich im Kopf drehen. Das passende Arzneimittel heißt *Coffea.*

Beim Zwiebelschneiden brennen die Augen und die Tränen fließen. Auch bei Heuschnupfen kennt man diese Symptome. Aus der Zwiebel lässt sich eine Arznei herstellen, die bei Heuschnupfen gut wirkt. Das passende Arzneimittel ist in diesem Fall *Allium cepa.*

Wenn man eine Brennnessel berührt, bricht die Haut in einen roten, juckenden Hautausschlag aus. Eine aus Brennnesseln gewonnene Arznei lindert rote, juckende Hautausschläge, wie sie manche Insektenstiche hervorbringen. Das passende Mittel heißt *Urtica.*

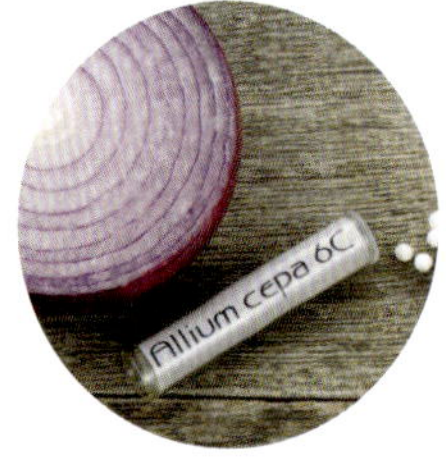

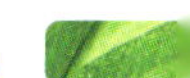

SO FINDEN SIE DAS RICHTIGE MITTEL

Jedes einzelne homöopathische Mittel kann für eine Vielzahl an Beschwerden eingesetzt werden, und über jede Arznei wurde viel und ausgiebig geschrieben. Wir haben dieses umfassende Wissen in aller Kürze zusammengefasst, damit Ihnen die Auswahl leichter fällt.

In diesem Buch geben wir Tipps zur Behandlung von alltäglichen Erste-Hilfe-Notfällen und leichten Alltagserkrankungen. Zur Behandlung schwerer und komplexer Erkrankungen, die einer professionellen Therapie bedürfen, ist es nicht geeignet.

Wichtig ist, dass Sie zuerst entscheiden, ob die Erkrankung zu Hause behandelt werden kann oder ob Sie professionelle Hilfe benötigen. Kommen Sie zu dem Schluss, dass Sie die Beschwerden selbst behandeln können, schlagen Sie anschließend im entsprechenden Kapitel nach, z. B. Husten, Sportverletzungen, emotionales Trauma, Verdauung usw.

VORSICHT

Im ganzen Buch machen wir Sie mit diesen Kästchen darauf aufmerksam, dass schwere und ernste Erkrankungen einer medizinischen Versorgung bedürfen. In diesen Fällen sollten Sie sich an Ihren Arzt oder den Rettungsdienst wenden oder direkt ins Krankenhaus fahren.

In drei einfachen Schritten kommen Sie zum passenden Arzneimittel:

1. Finden Sie heraus, um welche Beschwerden es sich handelt, und schlagen Sie im Buch unter dem entsprechenden Kapitel nach.

2. Wählen Sie die wichtigsten körperlichen und emotionalen Symptome aus.

3. Gleichen Sie diese Symptome mit der Arzneimittelbeschreibung ab, die am besten dazu passt.

So finden Sie das richtige Mittel.

Wie Sie die wichtigsten Symptome finden

Ihre Symptome sind wie Wegweiser zur passenden Arznei. Wenn Sie lernen, auf die Symptome zu achten, die sich am stärksten zeigen, wird dieser Weg einfach und leicht.

Die Homöopathie wirkt auf Körper und Geist, also denken Sie daran, sowohl körperliche als auch emotionale Symptome zu berücksichtigen.

Vielleicht sind Sie wütend, traurig, gereizt, eifersüchtig oder ängstlich. Diese emotionalen Symptome sind genauso wichtig wie die körperlichen.

Auf folgende Symptome sollten Sie achten

In der Homöopathie sind spezifische Informationen über die Symptome sehr wichtig. Die Wahl des richtigen Arzneimittels wird beeinflusst von Allgemeinsymptomen wie Durst, Vorlieben oder Abneigung gegenüber bestimmten Dingen/Speisen, der Stimmungslage, der betroffenen Körperseite und manchmal auch der Tages- oder Nachtzeit, zu der die Symptome schlimmer oder besser werden.

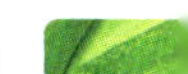

Diese einfache Tabelle kann Ihnen bei der Suche helfen:

Ort	Wo im Körper befinden sich die Hauptbeschwerden?
Welche Seite?	In/auf der rechten oder linken Körperhälfte?
Zeit	Wird es zu einer bestimmten Tages- oder Nachtzeit besser oder schlimmer?
Temperatur	Ist Ihnen heiß oder kalt? Haben Sie Fieber oder Schüttelfrost? Schwitzen Sie oder haben Sie das Gefühl, innerlich zu brennen?
Schmerzen	Wie stark sind die Schmerzen? Sind diese brennend, klopfend, stechend oder schießend?
Energie	Fühlen Sie sich rastlos und überaktiv oder schlapp? Haben Sie das Verlangen, ständig in Bewegung zu sein, oder möchten Sie am liebsten ganz still liegen?
Stimmung	Sind Sie wütend, traurig, anhänglich, reizbar, ängstlich, eifersüchtig, still, redselig oder apathisch?
Durst	Haben Sie Durst oder nicht? Haben Sie ein Verlangen nach kalten, warmen oder heißen Getränken? Trinken Sie in kleinen Schlucken oder in großen Zügen?
Speisen	Haben Sie ein Verlangen nach besonderen Speisen? Oder eine bestimmte Abneigung? Gibt es Speisen, die Ihre Beschwerden besser oder schlimmer machen?
Spezifisches	Gibt es etwas Besonderes, das Ihre Symptome besser oder schlimmer macht?

So finden Sie die passende Arznei

Um Ihnen die Arzneimittelsuche zu erleichtern, sind die Arzneimittelbeschreibungen im gesamten Buch gleich angeordnet.
Wir führen immer die für die jeweilige Beschwerde am häufigsten angezeigten Mittel auf.
Unter den jeweiligen Mitteln werden diese genauer beschrieben.
Vergleichen Sie Ihre Symptome mit den Arzneimittelbschreibungen und schauen Sie, welches Mittel am besten passt.

Hier ein Beispiel:

Aconitum

Wirkt am besten, wenn es sofort bei den ersten Erkältungsanzeichen nach einem Aufenthalt in kalter Luft eingenommen wird. Ihre Nase ist verstopft, Sie fühlen sich rastlos und ängstlich, und Sie haben Durst auf kaltes Wasser.

Wenn Sie den Begriff ‚*Favorit*' lesen, dann heißt das, dass dieses Arzneimittel *sehr wahrscheinlich* am besten zu Ihrem Beschwerdebild passt.

Sie sollten aber immer darauf achten, dass das Mittel auf IHR individuelles Symptombild zugeschnitten ist.

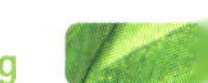

DIE EINNAHME DES ARZEIMITTELS

Die in diesem Buch beschriebenen Arzneimittel sind in allen Apotheken vor Ort oder im Internet erhältlich.

Homöopathische Arzneien beeinträchtigen die Wirkung von konventionellen und verschreibungspflichtigen Medikamenten nicht und können gleichzeitig eingenommen werden.

Am besten geben Sie ein Kügelchen auf einen sauberen Löffel oder lassen es direkt in den Deckel der Arzneimittelflasche fallen und dann in den Mund.

Lassen Sie es anschließend unter der Zunge zergehen. Der Mund sollte während der Einnahme des homöopathischen Mittels leer sein.

WIRKUNGSSTÄRKE ODER POTENZ

Die Wirkungsstärke einer homöopathischen Arznei wird auch ‚Potenz' genannt. Alle in diesem Buch aufgeführten Arzneimittel werden am besten in der Potenz C30 eingenommen.

Diese Potenz liegt im niedrigen Bereich der Hochpotenzen und eignet sich sehr gut für die Selbstmedikation und die wiederholte Einnahme. Außerdem sind die sogenannten ‚C'-Potenzen allgemein sehr gut erhältlich.

Professionelle Homöopathen setzen eine ganze Palette an Potenzen ein, von sehr niedrig bis sehr hoch. Um schwere oder chronische Erkrankungen mit der passenden Arznei in der richtigen Potenz behandeln zu können, braucht es viel Wissen und Erfahrung. Dies sollte einem ausgebildeten Homöopathen überlassen werden.

Die Potenz eines Mittels wird mithilfe von Buchstaben und Ziffern gekennzeichnet. Beispiele für unterschiedliche Potenzen sind:

▶ D6 (6X) ▶ D12 (12X) ▶ C30 ▶ C200 ▶ C1000 (1M) ▶ C10000 (10M) ▶ LM1

‚C'-Potenzen werden überwiegend in Irland, Großbritannien und den USA verordnet. Im restlichen Europa sind neben den ‚C'- auch ‚D'-Potenzen üblich.

In jedem Kapitel finden Sie ein Kästchen mit einer Anleitung zur Einnahme der homöopathischen Arznei. So können Sie besser einschätzen, wie oft das Mittel eingenommen werden sollte. Außerdem erinnern wir Sie daran, dass alle in diesem Buch empfohlenen Arzneien in der Potenz C30 eingenommen werden:

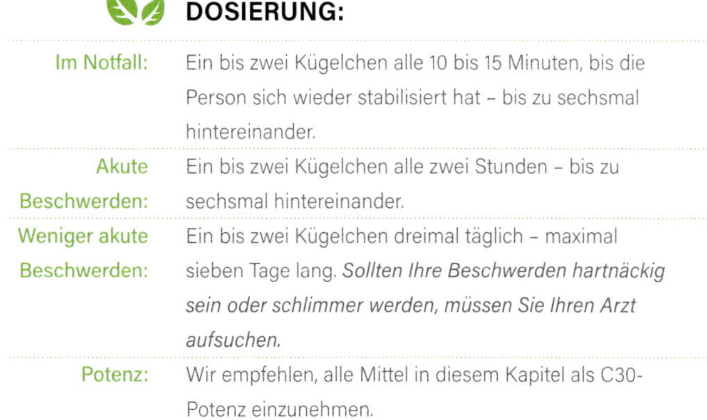

DOSIERUNG:

Im Notfall:	Ein bis zwei Kügelchen alle 10 bis 15 Minuten, bis die Person sich wieder stabilisiert hat – bis zu sechsmal hintereinander.
Akute Beschwerden:	Ein bis zwei Kügelchen alle zwei Stunden – bis zu sechsmal hintereinander.
Weniger akute Beschwerden:	Ein bis zwei Kügelchen dreimal täglich – maximal sieben Tage lang. *Sollten Ihre Beschwerden hartnäckig sein oder schlimmer werden, müssen Sie Ihren Arzt aufsuchen.*
Potenz:	Wir empfehlen, alle Mittel in diesem Kapitel als C30-Potenz einzunehmen.

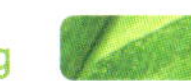

DIE HOMÖOPATHISCHE HAUSAPOTHEKE

Alle Arzneimittel, die in diesem Buch besprochen werden, sind häufig verwendete homöopathische Arzneien. Sie sind einzeln oder als Set in Apotheken erhältlich.

Eine fertige Hausapotheke ist oft preisgünstiger und wird meist in einem Etui geliefert, was die Aufbewahrung der Mittel erleichtert. Die Hausapotheke passt in jede Handtasche und kann in den Urlaub mitgenommen werden.

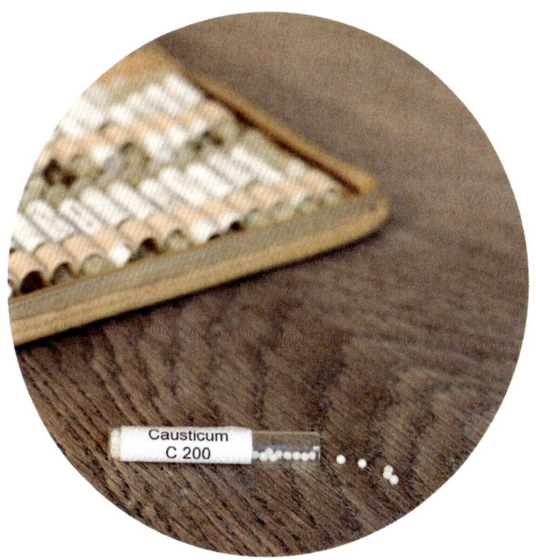

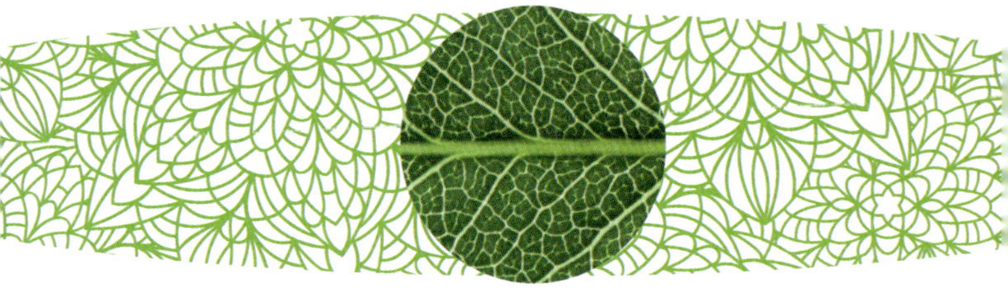

Professionelle Hilfe

Komplexe, chronische oder langfristige Erkrankungen wie Arthritis, chronische Müdigkeit, Depressionen oder bestimmte Hautkrankheiten erfordern eine Beurteilung durch einen professionellen Homöopathen.

Sie gehören nicht in diesen Ratgeber, und Sie sollten auch nicht versuchen, diese Krankheiten selbst zu behandeln. Wenn Sie unter einer komplizierten oder chronischen Krankheit leiden und sich für eine homöopathische Behandlung entscheiden, wird der behandelnde Therapeut eine vollständige Anamnese durchführen und alle Aspekte ihrer Erkrankung aufzeichnen.

Der Therapeut wird Ihnen viele Fragen stellen und sich für Ihr Schlafmuster, Ihre Träume, Ihre Vorlieben und Abneigungen in Bezug auf die Ernährung und für Ihre Gefühle interessieren. Auch wird er herausfinden wollen, wie viel Energie Sie haben und wie Ihr persönliches Temperaturempfinden ist. Dabei gibt es keine richtigen oder falschen Antworten. Der Homöopath versucht einfach, das Arzneimittel zu finden, welches am besten zu Ihnen und Ihrem aktuellen Zustand passt. Je mehr Informationen dem Therapeuten zur Verfügung stehen, desto leichter wird es ihm fallen, die richtige Arznei zu finden.

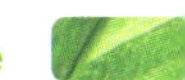

Der erste Termin beim Homöopathen dauert in der Regel eine Stunde oder mehr. Folgetermine sind meist kürzer. Sprechen Sie mit Ihrem Homöopathen darüber, wie er die Behandlungsdauer einschätzt. Die Kosten für eine homöopathische Behandlung werden von manchen Krankenversicherungen ganz oder teilweise übernommen. Für weitere Informationen wenden Sie sich bitte an Ihre Krankenkasse.

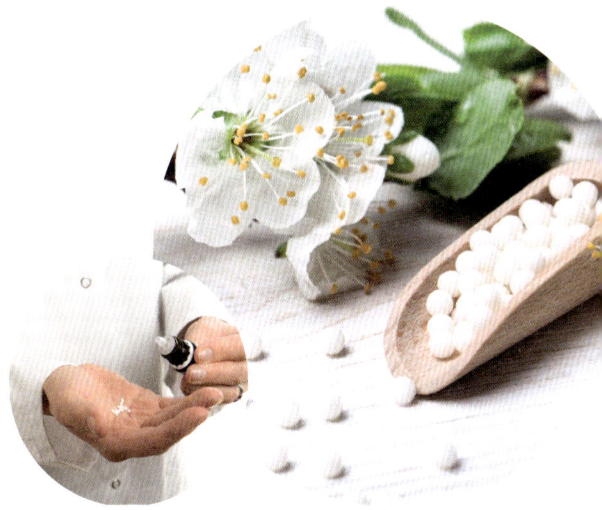

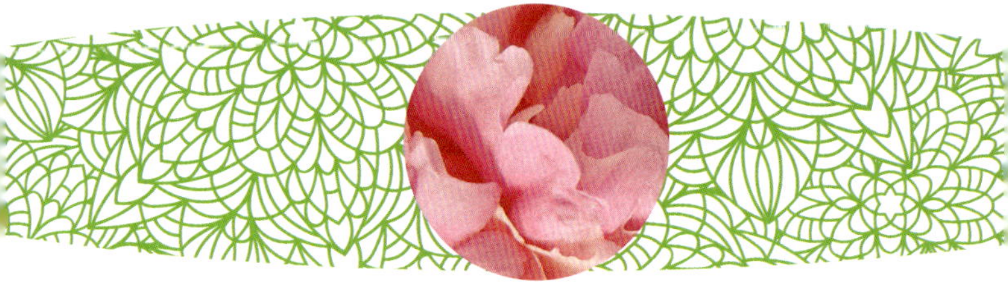

Cremes, Blütenessenzen und Schüßler-Salze

Zusätzlich empfehlen wir Ihnen Cremes, Tinkturen, Blütenessenzen und Schüßler-Salze, die Sie zu Hause anwenden können.
Sie unterstützen die Heilung und die Wirkweise der homöopathischen Mittel.
Die Cremes können Sie zum Beispiel bei Schnittwunden, Verbrennungen oder Schürfwunden auftragen. Blütenessenzen geben emotionale Unterstützung, und die Schüßler-Salze wirken auf der körperlichen Ebene.
Es gibt insgesamt 12 Schüßler-Salze, die helfen können, essenzielle Mineralsalze im Körper wieder ins Gleichgewicht zu bringen. Sie können täglich je nach Bedarf und Beschwerde entweder als Einzelsalz oder in Kombination mit anderen Schüßler-Salzen eingenommen werden.
Die Schüßler-Salze wurden im 19. Jahrhundert von dem deutschen Arzt Wilhelm Heinrich Schüßler entwickelt. Er fand heraus, dass es bestimmte Krankheiten gibt, die mit einem Mangel an spezifischen Mineralsalzen zusammenhängen.

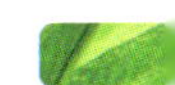

Der Körper benötigt Mineralsalze für einen gesunden Flüssigkeitshaushalt, für gesunde Knochen und Zähne, zur Regulierung des Blutdrucks und der Blutgerinnung, zur Muskelentspannung, zur Stärkung des Immunsystems und zur Unterstützung der Nervenfunktion. Sie kommen nur in geringen Mengen vor, sind aber für die Gesundheit unerlässlich.
Auf der Grundlage der Biochemie entwickelte Dr. Schüßler 12 Salze, die nach homöopathischen Prinzipien hergestellt werden und mit denen spezifische Mangelzustände ausgeglichen werden können. Im Verlauf des Buches werden wir immer wieder auf Schüßler-Salze eingehen, die bei bestimmten Beschwerden hilfreich sein können. Im hinteren Teil des Buches finden Sie ein eigenes Kapitel zu den Schüßler-Salzen mit den wichtigsten Eigenschaften und Indikationen für jedes der 12 Salze.
Schüßler-Salze sind als Tabletten in Apotheken erhältlich und sind mit den Ziffern 1 – 12 gekennzeichnet (jedes Salz hat eine eigene Ziffer). Kombinierte Salze werden meist mit Buchstaben gekennzeichnet.
Wenn nicht anders verordnet, sollten Sie vier Tabletten dreimal täglich vor den Mahlzeiten einnehmen und unter der Zunge zergehen lassen.

Hinweis: Der Klarheit halber verwenden wir den hier üblichen Begriff ‚Schüßler-Salze'. Sie sind unter anderem auch als ‚Zellsalze' bekannt.

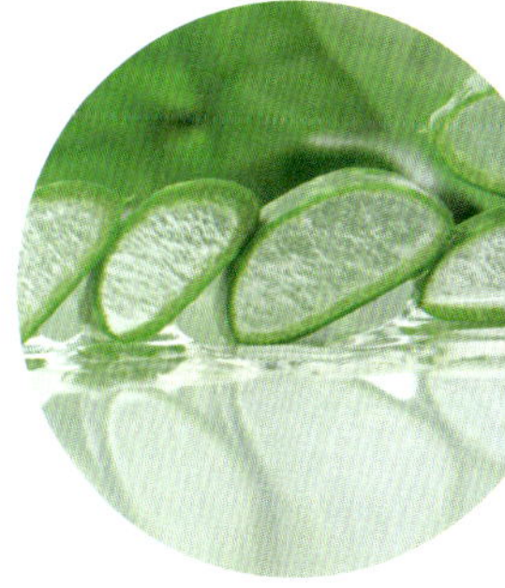

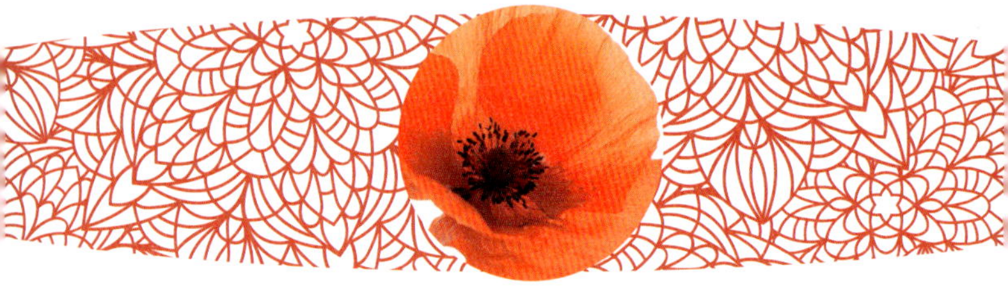

Schnelle Erste Hilfe

Egal, ob Sie Ihren Finger in der Tür einklemmen oder sich mit dem Brotmesser schneiden, von einer Wespe gestochen werden oder gar schlechte Nachrichten am Telefon entgegennehmen müssen, denken Sie in jedem Fall an die Homöopathie.

Im Alltag gibt es für jeden eingeklemmten Finger, jede Schnittwunde, jeden blauen Fleck und für jeden Schreck ein passendes Arzneimittel.

Schock ist oft die erste Reaktion und vielleicht sind Sie sich dessen gar nicht so bewusst.

Denken Sie nach dem Schock einer Verletzung immer zuerst an *Arnica*, bevor Sie etwas anderes tun. Nehmen Sie es sofort ein, es wird Ihnen helfen, ruhiger zu werden und klare Entscheidungen zu treffen. *Aconitum* ist das passende Mittel, wenn der emotionale Schock sehr groß ist und Sie sich ängstlich und nervös fühlen.

Die Bachblütenmischung Rescue Remedy hilft in jeder Notfallsituation. Kann als Tropfen, Spray oder Creme eingesetzt werden.

VORSICHT

Ernste Unfälle, schwere Verbrennungen, tiefe Wunden oder unkontrollierbare Blutungen sind Notfälle und gehören nicht in das Behandlungsspektrum dieses Buches.
Ernste akute Erkrankungen wie Hirnhautentzündung, Asthmaanfälle, Atemnot und Kollaps müssen umgehend medizinisch versorgt werden.

Bei ernsten Beschwerden sollten Sie immer sofort professionelle medizinische Hilfe in Anspruch nehmen.
Bei leichteren Erkrankungen:
Suchen Sie nach dem passenden Mittel.

DOSIERUNG:

Im Notfall:	Ein bis zwei Kügelchen alle 10 bis 15 Minuten, bis die Person sich wieder stabilisiert hat – bis zu sechsmal hintereinander.
Akute Beschwerden:	Ein bis zwei Kügelchen alle zwei Stunden – bis zu sechsmal hintereinander.
Weniger akute Beschwerden:	Ein bis zwei Kügelchen dreimal täglich – maximal sieben Tage lang. *Sollten Ihre Beschwerden hartnäckig sein oder schlimmer werden, müssen Sie Ihren Arzt aufsuchen.*
Potenz:	Wir empfehlen, alle Mittel in diesem Kapitel als C30-Potenz einzunehmen.

Abzesse und Furunkel

Hepar sulphuris – scharfe Schmerzen wie durch einen Splitter, überempfindlich, öffnet Eiterbeulen.
Belladonna – rot, heiß, klopfend, sehr wund.
Silicea – bildet sich langsam, kommt nicht richtig raus.

Allergien

Apis – wie von einem Bienenstich, aufgedunsen, geschwollen, brennend, stechend. Besser durch kalte Anwendungen.
Urtica – wie von einer Brennnessel gestochen, juckender, stechender Hautausschlag. Besonders nützlich bei allergischen Reaktionen auf Meeresfrüchte.

Angst

Aconitum – Schreck, Panik, Ruhelosigkeit, Herzrasen, Todesangst.
Arsenicum – unsicher, fürchtet sich davor, allein zu sein, gewissenhaft, eisig kalt.
Argentum nitricum – Erwartungsspannung, Magenverstimmung, nervös, impulsiv, hastig, Phobien, Verlangen nach frischer Luft.
Gelsemium – wie gelähmt, fühlt sich vor Angst/Schreck schwer wie Blei, fürchtet sich vor Qualen oder neuen Situationen.
Lycopodium – Mangel an Selbstvertrauen, Abneigung gegen neue Situationen, zu Hause selbstbewusst, aber woanders nicht.

Aphthen

Borax – die Aphthen bluten bei Berührung oder nach dem Essen. Der Mund fühlt sich heiß und empfindlich an.
Mercurius – Aphthen hauptsächlich auf der Zunge, stechen und brennen, vor allem beim Essen, die Zunge ist belegt.
Nitricum acidum – Aphthen hauptsächlich am Gaumen, wo sie sich wie spitze Splitter anfühlen. Mundgeruch.

Bisse und Stiche

Apis – juckend, gerötet, berührungsempfindlich, zappelig, fühlt sich besser mit lokalen kalten Anwendungen.

Hypericum – Stichwunden, stechende Schmerzen, Verschlechterung durch kalte Luft.

Ledum – Stichwunden, fühlt sich bei Berührung kalt an, aber Besserung durch kalte Anwendungen.

Urtica – stechende Schmerzen mit ausgedehnter Schwellung, Brennen, Jucken.

Blutergüsse und blaues Auge

Arnica – sofort einnehmen, so lange, bis der blaue Fleck wieder verschwindet.

Bellis – wenn der blaue Fleck tiefer geht und durch Bewegung oder Reiben besser wird. Auch bei inneren Blutungen nach chirurgischen Eingriffen.

Ledum – falls *Arnica* den blauen Fleck nicht vollständig ausheilt.

Symphytum – bei blauem Auge, nach *Arnica*, Schmerzen im Augapfel (ohne Komplikationen).

Chirurgische Eingriffe

Arnica – Der Favorit direkt nach dem Eingriff. Beugt Schockreaktionen vor, verhindert Blutungen und Blutergüsse.

Bellis – folgt gut auf *Arnica*, hilft bei Blutergüssen tief im Körper, besonders nach chirurgischen Eingriffen an Bauch und Becken.

Staphisagria – die Person hat das Gefühl, durch den Eingriff seien ihre persönlichen Grenzen verletzt worden. Häufig sind diese Menschen deswegen sehr wütend. Gutes Mittel nach Kathetern und Einläufen.

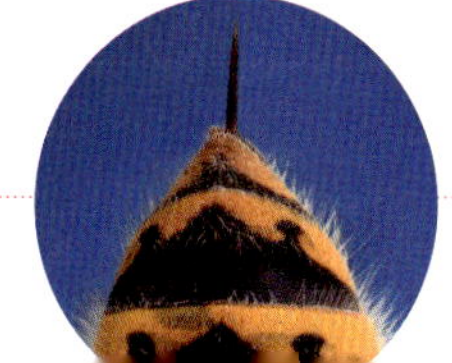

Durchfall

Argentum nitricum – nervös vor einer Prüfung oder einem Ereignis, Blähungen, Wind.

Arsenicum – Lebensmittelvergiftung, Erbrechen mit Durchfall, eisig kalt, ängstlich und nervös, Stuhlgang brennt am After, schlimmer zwischen 1 und 2 Uhr nachts.

Chamomilla – bei Durchfall während der Zahnung, heiß, schwitzend und schlecht gelaunt.

China – erschöpft, geschwächt vom Flüssigkeitsverlust.

Podophyllum – explosionsartig, verschmutzt die ganze Toilettenschüssel.

Erkältungen und Grippe

Siehe unter *‚Fieber und Grippe'* und *‚Husten, Erkältungen und Atembeschwerden'*.

Jetlag

Arnica – gut vor, während und nach einem Langstreckenflug. Fühlt sich wund und wie geschlagen, möchte weder berührt noch angesprochen werden.

Cocculus – gestörter Schlaf, die Reaktionsfähigkeit von Körper und Intellekt ist beeinträchtigt, schwach, Gefühl der Leere oder wie hohl, will nicht an die frische Luft.

Gelsemium – kann sich vor lauter Schlafmangel nicht bewegen, die Muskeln gehorchen nicht.

Kater

Nux vomica – der Favorit für den Kater. Reizbar, fröstelig, hat das Bedürfnis, sich zu übergeben, kann aber nicht, krampfende Schmerzen.

Ipecacuanha – Sie können weder Anblick noch Geruch von Essen ertragen und reagieren sehr empfindlich auf Hitze. Erbrechen erleichtert nicht.

Kopfverletzungen

Bei schweren Kopfverletzungen bitte sofort medizinische Hilfe aufsuchen.

Arnica – sofort einnehmen.

Natrium sulphuricum – kommt als Folgemittel nach *Arnica* infrage.

Krämpfe

Arnica – Muskelkater nach anhaltender körperlicher Anstrengung.

Colocynthis – plötzliche, heftige Schmerzen mit dem Verlangen, vor Schmerz zu schreien. Besser, wenn man auf die schmerzende Stelle drückt und sich nach vorne beugt.

Magnesium phosphoricum – krampfende, stechende Schmerzen, die sich wie ein Zusammenziehen anfühlen. Besser durch Druck und Wärme.

Kummer und Trauer

Aconitum – für den Schock direkt nach der Todesnachricht.

Ignatia – Trauer mit Schluchzen und Seufzen. Möchte nicht getröstet werden, kurze Schluchzer, Kloßgefühl im Hals. Nützliches Mittel für Beerdigungen.

Lebensmittelvergiftung

Arsenicum – vor allem durch verdorbenes Fleisch. Eisig kalt, brennendes Erbrechen und Durchfall, unruhig, ängstlich und nervös, schlimmer nachts, vor allem zwischen 1 und 2 Uhr.

Pulsatilla – vor allem durch verdorbenen Fisch. Launisch, weinerlich, will Gesellschaft haben, kein Durst, kann die stickige Luft im Zimmer nicht ertragen, verlangt nach frischer Luft.

Lycopodium – durch Meeresfrüchte. Blähungen, aufgeblähter Bauch, verlangt nach warmen Getränken, fröstelig, hat aber gleichzeitig ein Verlangen nach frischer Luft, schlimmer zwischen 16 und 20 Uhr sowie 3 und 4 Uhr nachts.

Nasenbluten

Arnica – Nasenbluten nach Schock oder Verletzung.

Phosphorus – reichlich fließendes, hellrotes Blut.

Prellungen und Quetschungen

Arnica – für den ersten Schock.

Bellis – bei einem Sturz auf das Steißbein.

Reisekrankheit

Cocculus – fühlt sich ausgelaugt, der Anblick von Essen verursacht Übelkeit, möchte sich hinlegen.

Nux vomica – Übelkeit, kann sich aber trotz Würgereiz nicht übergeben, fröstelig.

Tabacum – Der Favorit bei Reisekrankheit, kreidebleich, kalt, klamm mit heftiger Übelkeit. Muss sich bei der geringsten Bewegung übergeben, hat ständig den Drang, sich zu übergeben. Frische Luft bessert.

Schlaf

Cocculus – der Schlaf ist mehrere Nächte hintereinander unterbrochen. Vielleicht haben Sie sich um jemanden kümmern müssen.

Coffea – überreizt und überstimuliert.

Nux vomica – kann nicht schlafen, weil er zu viel getrunken oder gegessen hat.

Natrium muriaticum – Schlaflosigkeit wegen Kummer oder Trauer.

Schnitt- und Schürfwunden

Calendula – offene, rissige, unregelmäßige Wunden.

Calendula-Creme – säubern Sie die Wunde, anschließend mit Calendula-Creme und einem Wundverband versorgen.

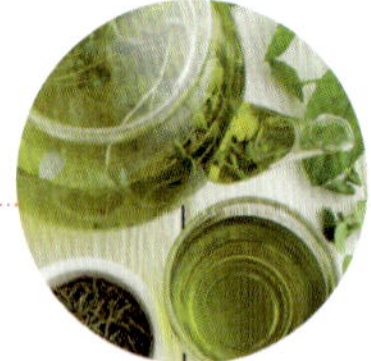

Schock

Arnica – körperlicher Schock und Trauma.

Aconitum – emotionaler Schock begleitet von Panik.

Phosphorus – Stromschlag.

Sonnenbrand

Belladonna – für Sonnenbrände mit hochroter, heißer Haut, Hitze, klopfenden Schmerzen, aber ohne Blasenbildung.

Cantharis – heftige, brennende Schmerzen, bevor sich Blasen bilden, Jucken, brennende Blasen, besser durch kalte Anwendungen, besser beim Stillliegen auf dem Rücken.

Sol – bekommt schnell Sonnenbrände, schlimmer durch Kälte, besser durch Hitze, Verlangen nach frischen und saftigen Speisen, nach salzigen Speisen.

Splitter

Silicea – bringt den Splitter an die Hautoberfläche, wo er dann abgestoßen werden kann.

Überanstrengte Augen

Ruta – Beschwerden durch Überbeanspruchung der Augen.

Verbrennungen und Verbrühungen

Arsenicum – Verbrennungen, die durch Hitze gebessert werden.

Cantharis – rohe, scharfe, brennende Schmerzen, bevor sich Blasen bilden. Eventuell hat der Betroffene Durst, möchte aber nichts trinken.

Belladonna – rot, heiß, klopfend, aber ohne Blasen. (Siehe auch unter *‚Sonnenbrand'*).

Causticum – die Brandwunde fühlt sich roh und wund an, verheilt nur langsam. Die Haut fühlt sich gespannt an, mit schmerzhaftem Juckreiz, sondert eine wässrige Flüssigkeit ab.

Urtica – wenn die Brandwunde anhaltend schmerzhaft ist und sticht.

Hypericum – die Schmerzen schießen an den Nervenenden hoch. Kalte Luft verschlechtert, genauso wie Bewegung oder Druck.

Verstauchungen und Verdrehungen

Arnica – geben Sie dieses Mittel sofort und vor allen anderen.
Bryonia – das Gelenk ist stark geschwollen, selbst die geringste Bewegung verursacht Schmerzen.
Rhus toxicodendron – Muskelzerrung, Gelenk geschwollen, heiß und schmerzhaft, Anfangsschmerz bei Bewegung, dann besser.
Ledum – das Gelenk ist geschwollen, kalt und taub, bessert sich aber durch kalte Anwendungen.
Ruta – Lahmheit nach Verstauchungen, vor allem an Handgelenk und Knöchel. Sehnenverletzungen.

Zähne

Arnica – blaue Flecken am Zahnfleisch, nach der Zahnbehandlung fühlt sich das Zahnfleisch wie geprellt an.
Aconitum – bei Schock nach einer Zahnverletzung oder bei Furcht vor oder nach einer Zahnbehandlung.
Belladonna – bei den ersten Anzeichen eines drohenden Abszesses.
Chamomilla – Zahnschmerzen, unerträgliche Schmerzen, heiß, schwitzend und schlecht gelaunt.
Hypericum – stechende Nervenschmerzen.
Phosphorus – stillt die Blutung nach einer Zahnbehandlung.

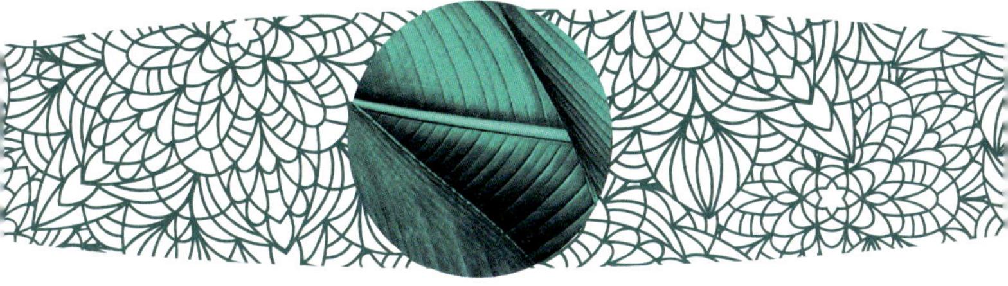

Auf Reisen

Es braucht nicht viel, um selbst Fernreisen so angenehm wie möglich zu gestalten. Meiden Sie Alkohol und nehmen Sie leichte vegetarische Mahlzeiten ein. Trinken Sie viel Wasser und achten Sie auf regelmäßige Bewegung.

DOSIERUNG:

Im Notfall:	Ein bis zwei Kügelchen alle 10 bis 15 Minuten, bis die Person sich wieder stabilisiert hat – bis zu sechsmal hintereinander.
Akute Beschwerden:	Ein bis zwei Kügelchen alle zwei Stunden – bis zu sechsmal hintereinander.
Weniger akute Beschwerden:	Ein bis zwei Kügelchen dreimal täglich – maximal sieben Tage lang. *Sollten Ihre Beschwerden hartnäckig sein oder schlimmer werden, müssen Sie Ihren Arzt aufsuchen.*
Potenz:	Wir empfehlen, alle Mittel in diesem Kapitel als C30-Potenz einzunehmen.

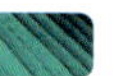

Bisse und Stiche

Siehe auch im Kapitel ***Hautbeschwerden*** unter ***Bisse und Stiche*** oder schlagen Sie für kurze Informationen unter ***Schnelle Erste Hilfe*** nach.

Dehydrierung

Anzeichen einer Dehydrierung sind: dunkler, stark riechender Urin, Harnverhalt, trockener Mund, keine Tränen beim Weinen.

VORSICHT *Eine starker Flüssigkeitsverlust gehört zu den medizinischen Notfällen. Rufen Sie einen Arzt.*

China

Der Favorit bei Dehydrierung. Hilft Ihnen, sich von einem Flüssigkeitsverlust mit großer Schwäche zu erholen.

Schüßler-Salze: Natrium muriaticum und Natrium sulphuricum

Natrium muriaticum ist bekannt als gutes Mittel, um den Flüssigkeitshaushalt zu regulieren. Nehmen Sie dieses Schüßler-Salz ein, wenn Sie empfindlich auf Sonnenlicht reagieren und gerne Salz essen.
Natrium sulphuricum wird auch Entgiftungss-Salz genannt und hat eine harntreibende Wirkung. Nehmen Sie dieses Schüßler-Salz, wenn Sie geschwollene Hände und Füße haben, mit Hautjucken und möglicherweise auch Blähungen.

Bitte folgen Sie den Dosierungsanleitungen unter *Schüßler-Salze.*

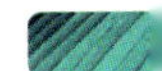

Flugangst

Aconitum

Beruhigt selbst den panischsten Fluggast. Nehmen Sie das Mittel vor und während des Fluges ein. Sie haben vielleicht sogar Todesangst.

Argentum nitricum

Der Favorit bei Flugangst. Sie sind hastig, impulsiv und können keine engen Räume ertragen. Vielleicht haben Sie auch Blähungen oder Durchfall. Sie wären am liebsten draußen an der frischen Luft und möchten Gesellschaft haben.

Borax

Furcht vor der Landung. Sie haben Angst vor der Abwärtsbewegung, in diesem Fall also vor der Landung.

Höhenkrankheit

Eine akute Höhenkrankheit kann sehr schnell zu einer ernsten Erkrankung werden und lebensgefährlich sein. Im fortgeschrittenen Stadium sammelt sich Flüssigkeit in Herz oder Lunge an. Der Betroffene sollte sich sofort in eine tiefere Höhenlage begeben und medizinisch behandeln lassen. Eventuell benötigt er Sauerstoff.
In der Zwischenzeit können Sie folgendes Mittel geben:

Coca

Der Favorit bei Höhenkrankheit. Zu den Symptomen gehören Kopfschmerzen, Schwäche, Atemnot, Übelkeit, Schwindel und Herzrasen.

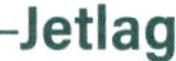

Jetlag

Reisen kann den Biorhythmus des Körpers aus dem Gleichgewicht bringen. Die Folgen sind Müdigkeit, Abgespanntheit und Magenverstimmungen. Obwohl die Symptome von allein wieder verschwinden, können sie die ersten Urlaubstage trüben.

Arnica

Der Favorit bei Jetlag. *Arnica* ist der Allrounder bei Jetlag. Nehmen Sie dieses Mittel unmittelbar vor, während und nach einem Langstreckenflug ein.

Cocculus

Jetlag – körperlicher und emotionaler Stress, Schlaflosigkeit. Der Schlafmangel zermürbt Sie körperlich und emotional. Sie haben wenig oder gar nicht geschlafen. Ihre Reaktionsfähigkeit lässt auf allen Ebenen nach. Sie fühlen sich schwach, leer und zittrig.

Gelsemium

Jetlag mit Schwäche und müden Muskeln. Für Jetlag, bei dem sich Ihre Muskeln müde, schwach, schwer und wund anfühlen. Ihre Muskeln tun nicht das, was sie tun sollten.

Kater

Siehe auch im Kapitel ***Verdauung*** unter ***Kater***

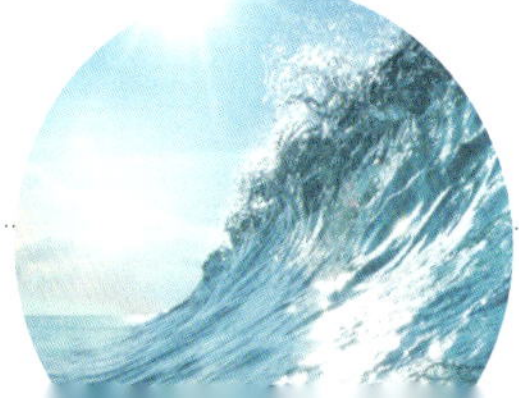

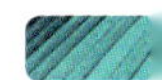

Lebensmittelvergiftung

Siehe auch im Kapitel ***Verdauung*** unter ***Lebensmittelvergiftung***.

Magenverstimmung

Siehe auch unter *‚Durchfall‘* sowie *‚Lebensmittelvergiftung‘* und *‚Übelkeit und Erbrechen‘* in dem Kapitel *‚Verdauung‘*.

Arsenicum

Der Favorit bei Lebensmittelvergiftung. Sie frieren stark und fühlen sich nervös und unruhig. Sie haben reichlich dunklen, übelriechenden Stuhlgang, der am After brennt. Die Beschwerden treten meist gegen 2 Uhr nachts auf. Sie haben das Bedürfnis, sich in eine Decke einzuwickeln und warm zu bleiben.

Ipecacuanha

Anhaltende Übelkeit, die nicht durch Erbrechen besser wird. Sie können den Geruch von Speisen nicht ertragen, der Magen krampft sich zusammen. Starker Durchfall, wie bei der *Ruhr* (Dysenterie).

Nux vomica

Durchfall abwechselnd mit Verstopfung. Sie haben ständigen Stuhldrang, aber nie das Gefühl, alles ausgeschieden zu haben. Der Durchfall kann sich mit Verstopfung abwechseln. Magenkrämpfe. Ihnen ist sehr kalt.

Podophyllum

Explosionsartiger Durchfall – verschmutzt die ganze Toilettenschüssel. Starker, wässriger Durchfall. Sie fühlen sich schwach und schwindelig. Magenkrämpfe sind möglich, der Durchfall kann aber auch schmerzlos sein. Oft schlimmer zwischen 4 und 5 Uhr morgens.

Reisekrankheit

Reisekrankheit entsteht durch die Bewegungen eines Autos, Schiffes oder Flugzeugs. Manche Menschen leiden sehr unter Reisekrankheit und erholen sich erst Tage später.

Tipps:

- Im Auto: Am besten sitzen Sie auf dem Beifahrersitz und schauen aus dem Fenster auf die vorbeiziehende Landschaft.
- Auf dem Schiff: Gehen Sie an Deck und betrachten Sie den Horizont.
- Im Flugzeug: Wählen Sie einen Fensterplatz und schauen Sie aus dem Fenster. Alternativ bieten sich die Plätze direkt über den Flügeln des Flugzeugs an, wo die Turbulenzen am wenigsten gespürt werden.
- Lesen Sie während der Fahrt nicht und setzen Sie sich immer in Fahrtrichtung.
- Meiden Sie vor und während der Fahrt starke Gerüche und scharf gewürzte, fettige Speisen.

Tabacum

Der Favorit bei Reisekrankheit. Sie sind kreidebleich, Ihnen ist kalt, klamm und Sie leiden unter starker Übelkeit. Sie müssen sich bei der geringsten Bewegung (Auto, Schiff) übergeben. Wegen der Übelkeit verspüren Sie den ständigen Drang zu erbrechen. An der frischen Luft geht es Ihnen besser.

Cocculus

Reisekrankheit – schon der Anblick von Speisen löst Übelkeit aus. Sie fühlen sich erschöpft und selbst der Anblick von Speisen löst Übelkeit

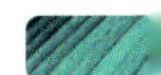

aus. Ihnen geht es besser, wenn Sie in einem warmen Raum ruhig liegen können.

Nux vomica

Reisekrankheit mit Würgereiz und Reizbarkeit. Sie müssen würgen, können sich aber nicht übergeben. Sie frieren und Wärme bessert.

Sonnenbrand, Hitzschlag, Erschöpfung

Ein Sonnenbrand ist innerhalb weniger Stunden nach der eigentlichen Sonneneinstrahlung zu sehen. Ursache ist das ultraviolette Sonnenlicht. Rötung und Schmerzen können bis zu einer Woche anhalten. Oft schält sich die geschädigte Haut ab.

VORSICHT *Ein Hitzschlag kann schwerwiegende Folgen haben. Sollten Sie Fieber haben, dehydriert sein, unter Atemnot leiden oder gar ein Delirium entwickeln, müssen Sie sofort in die Notaufnahme fahren.*

Bei leichtem Sonnenbrand helfen folgende Mittel:

Belladonna

Der Favorit bei zu viel Sonne. Die Haut ist hochrot, verbrannt und heiß. Die Haut kann pochen.

China

Vor Hitze erschöpft, mit Flüssigkeitsverlust. Nach dem Sonnenbad fühlen Sie sich erschöpft, zittern vielleicht sogar und können nicht richtig denken. Sie sind wahrscheinlich dehydriert.

Cantharis

Sonnenbrand mit Blasenbildung. Der Sonnenbrand ist roh und brennt, kühle Anwendungen bessern. Auch gut geeignet bei Sonnenbrand mit Blasenbildung.

Sol

Bei großer Sonnenempfindlichkeit. Dieses Mittel empfiehlt sich für Menschen, die stark auf Sonneneinstrahlung reagieren und schnell Sonnenbrand bekommen. Wenn sie sich zu lange in der Sonne aufhalten, bekommen sie Kopfschmerzen. Sie können das Mittel auch vor einem Aufenthalt in der Sonne einnehmen, um die Überempfindlichkeit gegen Sonnenlicht zu reduzieren.

Das können Sie auch probieren:

Joghurt

Direkt auf die betroffenen Hautpartien aufgetragen, beruhigt und kühlt es die Haut nach einem Sonnenbrand. Führt der Haut Flüssigkeit zu.

In heißen Ländern trinkt man salzigen, mit Wasser verdünnten Joghurt, um kühl zu bleiben und Dehydrierung vorzubeugen. Sie können auch Wasser mit einem Spritzer Zitronensaft und einer Prise Salz verfeinern und regelmäßig trinken. Das gleicht Flüssigkeitsverlust aus, besonders, wenn Sie viel schwitzen.

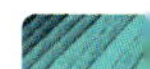

Verstopfte Ohren

Plötzliche Veränderungen im Luftdruck, z. B. während eines Flugs, auf einer Höhenwanderung oder beim Scuba-Tauchen, können die Gehörgänge vorübergehend blockieren.

Kalium muriaticum

Druck auf den Ohren während eines Fluges. Wenn die Ohren im Flugzeug „zufallen".

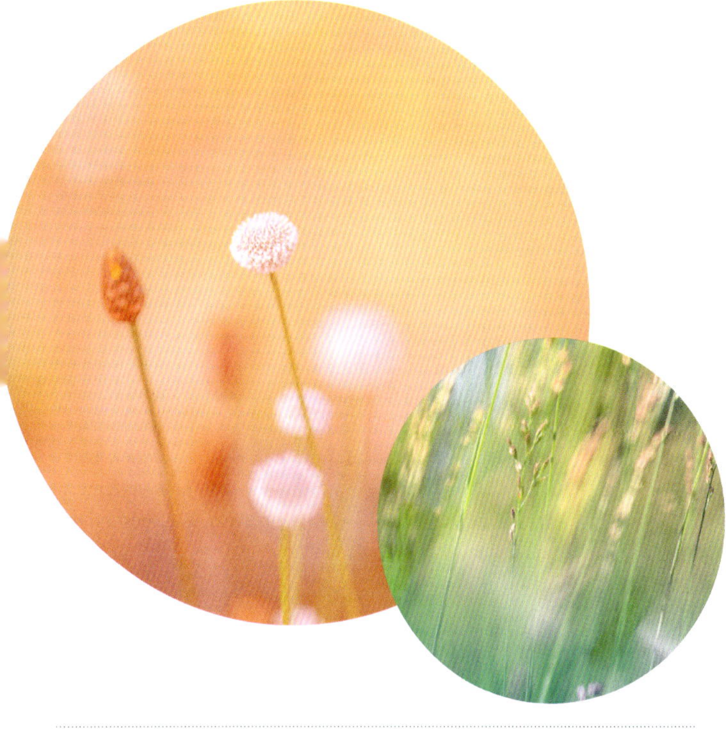

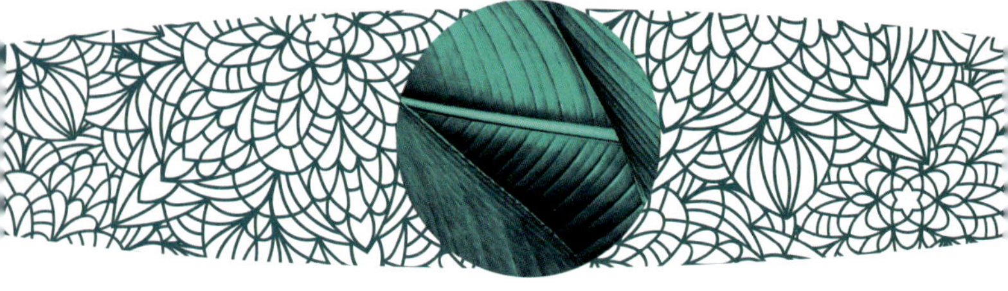

Augen

Zu den Augenbeschwerden gehören Entzündungen, Verletzungen und Überanstrengung. Finden Sie die Ursache heraus und wählen Sie das passende Mittel.

DOSIERUNG:

Im Notfall:	Ein bis zwei Kügelchen alle 10 bis 15 Minuten, bis die Person sich wieder stabilisiert hat – bis zu sechsmal hintereinander.
Akute Beschwerden:	Ein bis zwei Kügelchen alle zwei Stunden – bis zu sechsmal hintereinander.
Weniger akute Beschwerden:	Ein bis zwei Kügelchen dreimal täglich – maximal sieben Tage lang. *Sollten Ihre Beschwerden hartnäckig sein oder schlimmer werden, müssen Sie Ihren Arzt aufsuchen.*
Potenz:	Wir empfehlen, alle Mittel in diesem Kapitel als C30-Potenz einzunehmen.

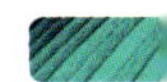

Bindehautentzündung

Die Bindehaut sieht pink oder rot aus, eventuell begleitet von Schmerzen, Brennen, Jucken oder einem kratzenden Gefühl.

Euphrasia

Muss blinzeln, um die Absonderung vom Auge zu entfernen. Ihr Auge tränt reichlich, mit heißen, brennenden Tränen. Gefühl, Sand im Auge zu haben. Dicker, gelber Eiter im inneren Augenwinkel. Dieses Mittel ist auch als „Augentrost" bekannt.

Pulsatilla

Der Favorit für Augenbeschwerden bei Kindern. Die Augenlider jucken und brennen. Dicke, gelbe oder grünliche, stinkende Absonderungen. Gefühl von Sand oder Gries im Auge. Weinerlichkeit.

Blaues Auge

Arnica ist das erste Mittel, an das man bei einem blauen Auge denken sollte. Sollte sich nach der Einnahme von *Arnica* der Bluterguss hartnäckig halten oder Schmerzen auftreten, wählen Sie eines der anderen Arzneimittel.

Arnica

Der Favorit bei Blutergüssen und blauem Auge. Denken Sie bei allen Verletzungen und insbesondere bei Blutergüssen an dieses Mittel.

Bellis

Tiefsitzendes Hämatom. Kann auch nach *Arnica* verwendet werden, wenn sich das blaue Auge hartnäckig hält.

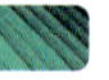

Ledum

Bei einem hartnäckigen blauen Auge. Nehmen Sie *Ledum* ein, wenn das blaue Auge auch nach der Einnahme von *Arnica* nicht abklingt.

Symphytum

Blaues Auge mit Schmerzen im Augapfel. Nehmen Sie dieses Mittel ein, wenn Sie Schmerzen im Augapfel haben und keine weiteren Komplikationen vorliegen.

Entzündete Augen

Werden meist durch Fremdkörper im Auge oder Infektionen verursacht. Auch Augenverletzungen sind eine mögliche Ursache. Die hier aufgeführten Mittel sollen Erste Hilfe leisten. Ernste Beschwerden müssen vom Augenarzt behandelt werden.

Apis

Die Augenlider sind geschwollen und stechen. Die Augenlider sind gerötet und wässrig, mit stechenden, brennenden Schmerzen. Sie haben das Gefühl, Sie hätten Sand unter den Augenlidern. Auch die Bindehaut ist rot und entzündet.

Argentum nitricum

Die Augen sind morgens mit reichlich Eiter verklebt. Die Lidränder sind mit dicken Eiterkrusten verklebt, Sie können die Augen kaum öffnen. Die Augen fühlen sich angestrengt an, Sie haben das Bedürfnis nach Kühlung.

Pulsatilla

Der Favorit für Augenbeschwerden bei Kindern. Die Augenlider jucken und brennen. Dicke gelbe oder grünliche, stinkende Absonderungen. Gefühl von Sand oder Gries im Auge. Weinerlichkeit.

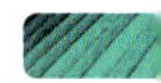

Silicea

Verstopfte Tränendrüsen mit reichlich Tränenfluss. Dieses Mittel ist besonders gut für verstopfte Tränendrüsen bei neugeborenen Babys oder für immer wiederkehrende Infekte mit Tränenfluss.

Gerstenkorn

Ein Gerstenkorn ist ein kleiner, mit Eiter gefüllter Abszess auf der Innen- oder Außenseite des Augenlids. Oft befindet sich das Gerstenkorn an der Wurzel einer Wimper.

Apis

Gerstenkorn auf dem Oberlid; stechende Schmerzen. Das Augenlid ist geschwollen und schmerzhaft.

Pulsatilla

Immer wiederkehrende Gerstenkörner auf dem Oberlid. Das Gerstenkorn ist meist nicht mit Eiter gefüllt. Das Auge juckt, mit klebrigen, gelben oder grünen Absonderungen.

Staphisagria

Immer wiederkehrende, harte Gerstenkörner. Das Gerstenkorn bleibt verhärtet und bricht nicht auf. Vielleicht fühlen Sie sich sehr wütend, können es aber nicht äußern. Manchmal bricht der Ärger aus Ihnen heraus.

Das können Sie auch probieren:

Euphrasia-Tinktur

Kann bei jeder Art von Augenbeschwerden hilfreich sein. Geben Sie 10 Tropfen in ein wenig Wasser und waschen Sie das Auge damit aus. Benutzen Sie für jedes Auge einen frischen Wattepad, damit die Infektion

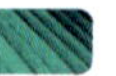

sich nicht ausbreiten kann. Die Wattepads müssen anschließend entsorgt werden.
Alternativ können Sie die verdünnte Euphrasia-Tinktur auch direkt in den Augenwinkel geben und ein paarmal blinzeln, damit diese sich im Auge verteilen kann. Lindert den Juckreiz und das kratzende Gefühl.

Überanstrengte Augen

Lange Zeiten vor dem Bildschirm, Kleingedrucktes zu lesen oder sich mit den Augen lange Zeit konzentrieren zu müssen, kann die Augen übermäßig belasten.

Ruta

Der Favorit für überanstrengte Augen. Ihre Augen fühlen sich beim Lesen – vor allem von Kleingedrucktem – angestrengt und müde an. Die geröteten, heißen und schmerzenden Augen können Kopfschmerzen auslösen.

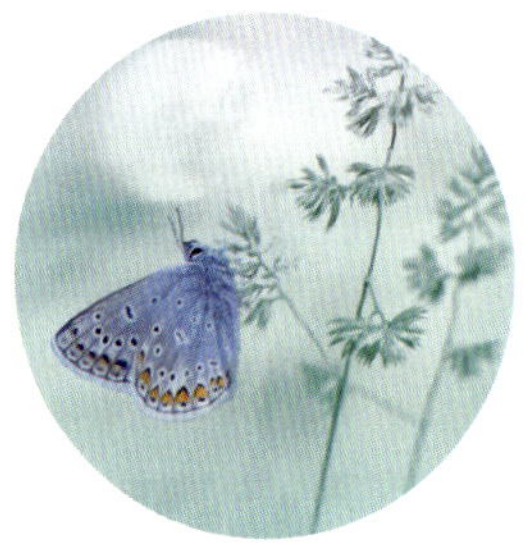

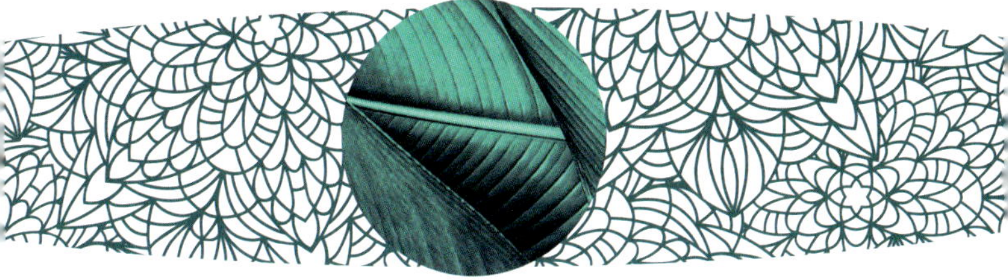

Emotionales Trauma

Alle homöopathischen Mittel wirken bei körperlichen und seelischen/emotionalen Symptomen. Sie können sie bei einem akuten Schock einsetzen oder einnehmen, wenn Sie vor einer Prüfung oder einem wichtigen Ereignis sehr aufgeregt sind. Die Mittel können Ihnen auch helfen, Trauer, Schreck oder schlimme Nachrichten zu verarbeiten.

Die *Bachblütenmischung Rescue Remedy* sollten Sie für emotionale oder körperliche Notfälle immer zur Hand haben. Sie können ein paar Tropfen pur auf die Zunge träufeln oder auf die Innenseite Ihres Handgelenks direkt über dem Puls auftragen.

DOSIERUNG:

Im Notfall:	Ein bis zwei Kügelchen alle 10 bis 15 Minuten, bis die Person sich wieder stabilisiert hat – bis zu sechsmal hintereinander.
Akute Beschwerden:	Ein bis zwei Kügelchen alle zwei Stunden – bis zu sechsmal hintereinander.
Weniger akute Beschwerden:	Ein bis zwei Kügelchen dreimal täglich – maximal sieben Tage lang. *Sollten Ihre Beschwerden hartnäckig sein oder schlimmer werden, müssen Sie Ihren Arzt aufsuchen.*
Potenz:	Wir empfehlen, alle Mittel in diesem Kapitel als C30-Potenz einzunehmen.

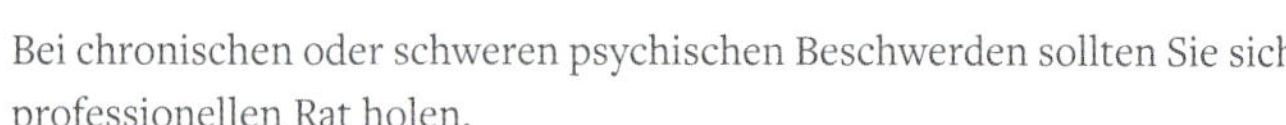

Bei chronischen oder schweren psychischen Beschwerden sollten Sie sich professionellen Rat holen.

Angst/Nervosität

Prüfungsangst, die Aufregung vor einer Hochzeit, Nervosität vor der Fahrprüfung und Panikattacken sind allesamt unterschiedliche Ausdrucksweisen von Angst.

Angst kann sich auf vielseitige Art und Weise bemerkbar machen: Reizbarkeit, Muskelverspannungen, Kopfschmerzen, Schweißausbrüche, Konzentrationsschwierigkeiten, Übelkeit, Müdigkeit, häufiger Harndrang, Schlafstörungen, Zittern und Schreckhaftigkeit.

Die Angst kann sich jedoch auch mit anderen Emotionen wie Furcht, Panik oder Erwartungsspannung vermischen. Wählen Sie das Mittel, das Ihre Angst am besten beschreibt.

Die hier beschriebenen Mittel können in jeder Situation eingenommen werden, in der Sie sich nervös oder ängstlich fühlen, kein Selbstvertrauen haben oder unter Versagensängsten leiden.

Denken Sie auch an Entspannungstechniken wie Meditation, Yoga oder Atemübungen.

VORSICHT

Wenn Sie unter starken Ängsten leiden, die Ihre Lebensqualität und Funktionsfähigkeit beeinträchtigen, sollten Sie professionelle Hilfe in Anspruch nehmen.

Aconitum

Angst mit Panik und Schreck. Sie fühlen sich panisch, unruhig und haben große Angst. Vielleicht empfinden Sie sogar Todesangst.

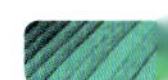

Argentum nitricum

Angst durch Erwartungshaltung. Ihre Ängste drehen sich um die Gesundheit, um eine Aufgabe, die Sie erledigen müssen, oder Sie leiden unter Versagensängsten (siehe auch unter *‚Spezifische Ängste‘*). Sie fühlen sich in Gesellschaft besser. Eventuell haben Sie auch Blähungen und ein Verlangen nach Süßigkeiten, die aber alles nur schlimmer machen. Sie haben ein Verlangen nach frischer Luft.

Arsenicum

Angst – Sie müssen sich ständig rückversichern. Sehr oft steht Ihre Gesundheit im Mittelpunkt Ihrer Ängste. Sie können reizbar und rastlos sein und müssen immer jemanden um sich haben.

Calcarea carbonica

Angst – fühlt sich überwältigt und unsicher. Dieses Mittel wird aus der Austernschale gewonnen – außen hart und innen ein zittriges Weichtier. Wie die Auster fühlen Sie sich innerlich unsicher und das löst Ängste aus. Sie fühlen sich durch zu viel Arbeit und Verantwortung überwältigt und sind verzweifelt, dass Sie niemals aus dieser Situation herauskommen werden. Sie sind eher fröstelig, aber mit sauer riechendem Schweiß, vor allem am Kopf und nachts im Schlaf.

Gelsemium

Angst mit schlimmen Vorahnungen und Zittern. Dieses Mittel hilft bei akuter Angst vor einem Auftritt oder einem wichtigen Ereignis. Sie fühlen sich schwach, zittern und sind erschöpft. Ihre Muskeln tun nicht das, was Sie wollen.

Ignatia

Angst in Bezug auf eine Beziehung. Sie haben Angst um eine Beziehung oder sind in der Liebe enttäuscht worden. Sie sind eifersüchtig, halten die Tränen zurück, können aber nicht aufhören zu seufzen. Trost macht die Sache schlimmer. Die Last fühlt sich an wie ein Kloß im Hals.

Demütigung

Mobbing in der Schule, eine fristlose Entlassung, ungerechte Kritik oder eine öffentliche Beschämung können sehr demütigend sein. Jeder Mensch reagiert darauf anders. Das richtige Mittel zu finden, hängt davon ab, welche Reaktion eine solche Situation in Ihnen auslöst.

Colocynthis

Empört und sehr wütend. Vor lauter Wut haben Sie quälende Bauchschmerzen. Sie fühlen sich besser, wenn Sie sich nach vorne beugen.

Ignatia

Die Wut lässt Sie sich innerlich verkrampfen. Sie reagieren defensiv und empfindlich. Eventuell haben Sie ein Kloßgefühl im Hals oder in der Brust.

Staphisagria

Aufgestaute Wut. Sie fühlen sich kritisiert und beschämt; Sie schäumen vor Wut, lassen es sich aber nicht anmerken. Sie fühlen sich, als hätte jemand ohne Erlaubnis Ihre persönlichen Grenzen überschritten und Sie entwürdigt.

Kummer und schlechte Nachrichten

Die folgenden Mittel können die erste Reaktion auf schlimme Nachrichten oder einen Verlust lindern. Sollten die Symptome anhalten, suchen Sie bitte professionelle Hilfe auf.

Aconitum

Der Favorit bei emotionalem Schreck oder Schock nach schlimmen Nachrichten/Trauer. Geben Sie das Mittel direkt nach dem Schreck oder

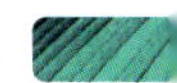

Schock. Heftige Angstzustände. Sie sind panisch, unruhig und haben große Angst. Eventuell sogar Todesangst.

Arnica

Schock durch Kummer oder schlimme Nachrichten, Sie wollen aber keine Hilfe. Sie stehen unter Schock, wollen aber allein sein und bestehen darauf, dass alles in Ordnung sei. Sie fühlen sich durch den Schreck wie ‚gequetscht'.

Aurum

Kummer/Trauer verursacht Depressionen. Sie fühlen sich verlassen. Sie haben ein starkes Pflichtgefühl und glauben, wegen Ihres Kummers Ihre Pflichten vernachlässigt zu haben.

Ignatia

Kummer/Trauer mit Schluchzen – Kloßgefühl im Hals. Dieses nützliche Mittel sollte man bei Beerdigungen stets dabeihaben. Es deckt alle Emotionen von stillem Weinen bis hin zu unkontrollierbarem Schluchzen ab. Sie haben keinen Appetit. Sie spüren einen Kloß im Hals oder eine Faust in der Brust. Das Mittel wird Ihnen helfen, vor Trauer nicht zusammenzubrechen.

Natrium muriaticum

Sie möchten vor Kummer weinen, können es aber nicht. Trost weisen Sie entschieden zurück. Sie müssen immer wieder an die Situation denken. Ein Spaziergang am Meer tut Ihnen vielleicht gut.

Pulsatilla

Die Tränen fließen reichlich und Sie möchten Gesellschaft haben. Sie möchten Gesellschaft haben, weil Sie wissen müssen, dass Sie nicht alleingelassen werden.

Rescue Remedy

Hilft bei allen seelischen und körperlichen Notfällen. Sie können die Tropfen direkt auf die Zunge geben oder in die Innenseite des Handgelenks im Bereich des Pulses einreiben.

Schock

Schlechte Nachrichten, ein Stromschlag, ein Sturz oder eine schlimme Verletzung können einen Schock auslösen. Im Schockzustand sind Sie wie erstarrt, der Blutkreislauf wird heruntergefahren.
Ein Schock kann als Folge einer schweren Verletzung oder eines starken emotionalen Traumas auftreten. Auch extreme Schmerzen oder eine heftige allergische Reaktion können einen Schock verursachen.

VORSICHT *Bei starker Schockeinwirkung müssen Sie den Notarzt rufen.*

Während Sie auf professionelle Hilfe warten, können Sie homöopathische Mittel geben.

Arnica

Schock nach einem Unfall oder körperlichen Trauma. Der Betroffene verhält sich, als sei nichts geschehen – „Lassen Sie mich gehen, mir geht es gut."

Aconitum

Bei emotionalem Schock. Der Betroffene hat große Angst, ist panisch und hat schlimme Vorahnungen.

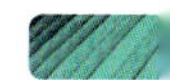

Phosphorus

Bei Stromschlag. Unmittelbar nach dem Stromschlag geben.

Schreck

Diese drei Arzneimittel können bei einem plötzlichen Schreck sehr hilfreich sein.

Aconitum

Der Favorit bei emotionalem Schreck/Schock. Geben Sie das Mittel direkt nach dem Schreck oder Schock. Heftige Angstzustände. Sie sind panisch, unruhig und haben große Angst. Eventuell sogar Todesangst.

Arnica

Schock nach einem Unfall oder körperlichem Trauma. Sie stehen unter Schock, wollen aber allein sein und bestehen darauf, dass alles in Ordnung sei. Sie fühlen sich durch den Schreck wie ‚gequetscht'.

Rescue Remedy

Die Bachblütenessenz hilft in einem Notfall immer.

Spezifische Ängste

Eine spezifische Angst kann sich als leichte Nervosität vor dem Zahnarztbesuch oder Prüfungsangst äußern, aber auch als absoluter Horror vor einer bestimmten Sache. Vielleicht zittern Sie vor Angst oder werden impulsiv. Während der Prüfung haben Sie ein Blackout und können nicht mehr denken, obwohl Sie gut vorbereitet sind. Auf der Bühne sind Sie wie erstarrt.

Aconitum

Furcht mit blanker Angst. Sie sind panisch vor Angst, mit großer Nervosität und Unruhe.

Aethusa

Angst mit Denkblockade während einer Prüfung. Sie haben eine Denkblockade, obwohl Sie die Materie gut kennen. Sie können sich nicht konzentrieren und sind nicht aufnahmefähig. Vom Wesen her sind Sie wahrscheinlich ein eher zurückhaltender Mensch, aber mit starken Emotionen.

Argentum nitricum

Der Favorit bei Flugangst. Ein gutes Mittel nicht nur bei Flugangst, sondern auch bei Klaustrophobie, Höhenangst (selbst wenn man nur an einem hohen Gebäude hinaufschaut), Furcht vor Krankheit, vor Krankenhäusern und bei der Furcht, zu spät zu kommen. Sie haben es eilig, sind impulsiv und leiden vielleicht sogar unter Blähungen oder Durchfall. Sie wollen raus an die frische Luft und Gesellschaft haben.

Gelsemium

Angst mit Erwartungsspannung und Zittern. Sie haben akutes Lampenfieber. Dieses Mittel hilft bei Angst und Nervosität durch Erwartungsspannung vor einem Ereignis. Sie wollen allein sein. Sie fühlen sich schwach, erschöpft und zittern. Ihre Muskeln sind wie gelähmt. Sie haben Angst vor Arztbesuchen oder Krankenhausaufenthalten.

Lycopodium

Angst mit Lampenfieber und Hilflosigkeit. Dieses Mittel hilft in Situationen, in denen Sie Angst vor einem Auftritt haben, aber alles in Ordnung ist, sobald Sie auf der Bühne stehen. Sie haben wenig Selbstvertrauen, vor allem in Situationen, die neu für Sie sind. Wenn Sie aber daran gewöhnt sind, kann Sie nichts mehr aufhalten. Wie der Name schon sagt – Lycopodium liebt die Bühne (das Podium).

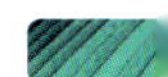

Wut und Zorn

Eine ganze Reihe von Situationen kann Wut auslösen, die sich als einfache Verärgerung, in Form von verbalen oder körperlichen Angriffen, bis hin zu schwerster Bestrafung äußern kann. Auch auf Verlust und Trauer können Sie wütend reagieren. Während die emotionale Reaktion oft angemessen ist, gibt es die unterschiedlichsten Gründe, dieses Gefühl zu unterdrücken.

Apis mellifica

Wütend und reizbar wie eine Biene. Dieses Mittel wird aus der Honigbiene gewonnen, Sie fühlen sich vielleicht auch wie eine wild gewordene Biene.

Sie sind reizbar, immer beschäftigt und haben das Verlangen, etwas kaputtzumachen. Hitze macht Sie wütend, aber körperliche Bewegung lindert den Zorn.

Nux vomica

Heftiger Jähzorn. Sie gehören zu den Menschen, die weder Langsamkeit noch Ineffizienz tolerieren. Im Jähzorn dulden Sie keinen Widerspruch und können sogar gewalttätig werden.

Aus Frust machen Sie Dinge kaputt. Denken Sie auch an dieses Mittel, wenn Ihnen nach einem jähzornigen Anfall aus Frust die Tränen kommen.

Staphisagria

Aufgestaute Wut. Sie haben Beleidigungen und Wut heruntergeschluckt und Ihnen fällt es schwer, das auszudrücken. Vielleicht zittern Sie sogar, müssen weinen und sind wütend auf sich selbst, weil Sie Ihren Zorn nicht zeigen. Manchmal bricht er dann aus Ihnen heraus.

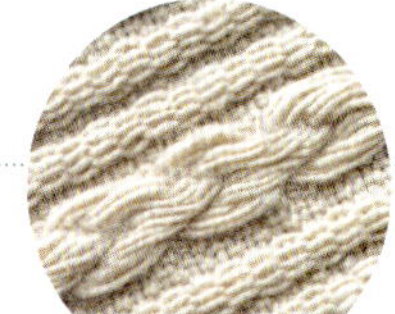

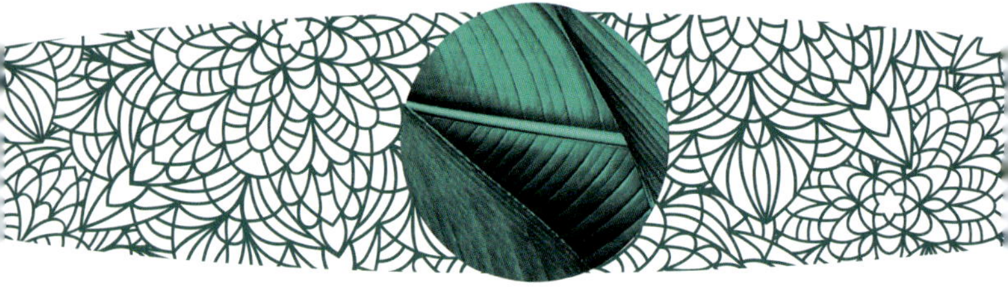

Fieber und Grippe

Bitte beachten Sie immer die Warnhinweise in den roten Kästchen. Siehe auch unter *‚Husten, Erkältungen, pfeifende Atmung‘* sowie *‚Ohren‘* und *‚Hals‘*.

DOSIERUNG:

Im Notfall:	Ein bis zwei Kügelchen alle 10 bis 15 Minuten, bis die Person sich wieder stabilisiert hat – bis zu sechsmal hintereinander.
Akute Beschwerden:	Ein bis zwei Kügelchen alle zwei Stunden – bis zu sechsmal hintereinander.
Weniger akute Beschwerden:	Ein bis zwei Kügelchen dreimal täglich – maximal sieben Tage lang. *Sollten Ihre Beschwerden hartnäckig sein oder schlimmer werden, müssen Sie Ihren Arzt aufsuchen.*
Potenz:	Wir empfehlen, alle Mittel in diesem Kapitel als C30-Potenz einzunehmen.

Fieber

Fieber ist ein Zeichen, dass der Körper versucht, einen Infekt ‚auszubrennen‘.

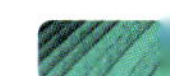

Sollten Warnsignale (siehe unten) auftreten, müssen Sie Ihren Arzt konsultieren. Alles andere können Sie mit den unten aufgeführten Mittel behandeln.

Die Wahl des richtigen Mittels hängt von Ihren individuellen Symptomen ab: Gibt Ihr Körper so viel Hitze ab, dass es auch andere spüren können? Ist Ihnen trotz Fieber eisig kalt? Sind Sie unruhig und nervös? Schwitzen Sie stark? Haben Sie das Bedürfnis, absolut still zu liegen?

VORSICHT *Weitere Alarmsignale bei Babys und Kindern mit Fieber finden Sie im Kapitel* **Speziell für Kinder** *unter* **Vorsicht.** *Zu den Alarmsignalen bei Fieber gehören:*

- *sehr hohe Körpertemperatur **
- *plötzlich einsetzende Kopfschmerzen mit Nackensteifigkeit und Lichtempfindlichkeit **
- *Krämpfe*
- *geistige Verwirrung und Desorientierung*
- *Benommenheit oder Trägheit*
- *anhaltendes Erbrechen*
- *Hautausschlag, der nicht verschwindet, wenn man ein Glas fest dagegen drückt – meist sieht man winzige rote oder braune Pünktchen, die sich zu größeren roten oder violetten Flecken ausbreiten können*
- *heftige Gelenk- oder Gliederschmerzen mit sehr kalten oder blauen Händen und Füßen*

** Diese Symptome treten bei Kindern unter fünf Jahren nicht immer auf.*

Der Patient könnte eine Hirnhautentzündung oder Blutvergiftung haben, beides sind lebensbedrohliche Notfälle. Wenn diese Warnzeichen auftreten, müssen Sie den Kranken sofort in ein Krankenhaus bringen.

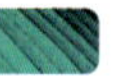

Aconitum

Fieber mit plötzlich ansteigender Temperatur und großer Unruhe. Die Beschwerden treten meist um Mitternacht auf und infolge kalter Windeinwirkung. Sie sind nervös und ängstlich. Sie fühlen sich ausgetrocknet und unruhig mit Durst auf kaltes Wasser.

Belladonna

Fieber mit Hitze, der Körper ist rot, heiß und pocht. Der Körper ist so heiß, dass es auch andere spüren können. Der ganze Körper pocht und die Pupillen sind geweitet. Bei sehr hohem Fieber kann es zu Halluzinationen kommen, Sie sehen schreckliche Gestalten.

China

Fieber mit starkem Schwitzen. Sie haben Schüttelfrost, gefolgt von Durst und dann Fieber. Sie schwitzen selbst bei leichter Anstrengung. Sie fühlen sich schwach und dehydriert.

Ferrum phosphoricum

Hilft am besten im Anfangsstadium des Fiebers. Sie fühlen sich erschöpft, empfindlich und kalt. Das Fieber ist eher niedrig. Ihre Körpertemperatur ist nicht so hoch wie bei Belladonna, und Sie sind nicht so rot.

Gelsemium

Fieber mit Schauern, die den Rücken hoch und runter laufen. Sie fühlen sich schwach und wie benommen, jeder Muskel schmerzt. Eventuell Kopfschmerzen und Schwindel. Sie zittern, Ihre Augenlider hängen nach unten, und Sie sehen auch wie benommen aus. Sie haben keinen Durst.

Mercurius

Fieber, abwechselnd mit Hitze und Kälte, unstillbarer Durst. Die Temperatur schwankt stark. Ihnen ist abwechselnd heiß und kalt. Sie haben einen

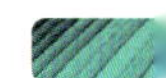

unstillbaren Durst auf kaltes Wasser und einen metallischen Geschmack im Mund. Mundgeruch mit fauligem Gestank, Speichelfluss, der das Kissen gelblich-braun färbt. Zahneindrücke auf der Zunge.

Pyrogenium

Hohes Fieber mit Gliederschmerzen. Ihr ganzer Körper schmerzt und Sie fühlen sich ruhelos. Der Schüttelfrost beginnt zwischen den Schulterblättern und breitet sich von dort aus. Sie werden einfach nicht warm. Ihr Gesicht ist dunkelrot.

Grippe/Influenza

Bei einer Grippe oder Influenza sind die Symptome deutlich schlimmer als bei einer gewöhnlichen Erkältung. Zu einer Grippe gehören die Symptome Fieber, Kopfschmerzen, Glieder- und Halsschmerzen und Erschöpfung. Selbst wenn das Schlimmste vorüber ist, fühlen Sie sich vielleicht nach Wochen noch müde und erschöpft.
Bitte beachten Sie die Informationen zur Hirnhautentzündung im ***Vorsicht***-Kästchen unter ***Fieber***.

Zur Vorbeugung:

Influenzinum

Zur Prophylaxe. Dieses Mittel können Sie während der Grippesaison prophylaktisch einmal im Monat einnehmen. Während einer akuten Grippewelle kann die Dosis auf einmal täglich erhöht werden. Das ist besonders dann sinnvoll, wenn Sie mit bereits erkrankten Menschen in Kontakt kommen.

Wenn Sie bereits an Grippe erkrankt sind:

Aconitum

Sehr wirksam in den ersten Stunden einer Grippeerkrankung. Wenn Sie nach dem Aufenthalt in kaltem Wind an Grippe erkranken, sollten Sie sofort Aconitum einnehmen. Wenn Sie das Mittel rechtzeitig einnehmen,

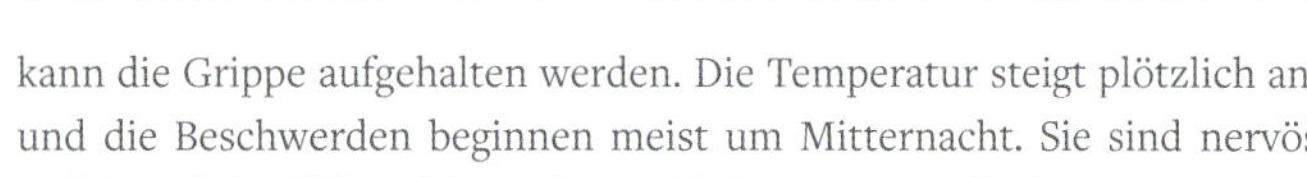

kann die Grippe aufgehalten werden. Die Temperatur steigt plötzlich an, und die Beschwerden beginnen meist um Mitternacht. Sie sind nervös und ängstlich, fühlen sich rastlos und haben Durst auf kaltes Wasser.

Baptisia

Sie fühlen sich wie gerädert. Ihnen ist kalt und Sie fühlen sich am ganzen Körper wund. Ihre Muskeln schmerzen wie geprellt. Auch das Bett ist hart und unbequem. Ihr Atem stinkt, Zunge und Zahnfleisch können sich wund anfühlen. Ihr Gesicht ist schwer und wie benommen. Sie wollen sich im Bett nicht aufsetzen und auch keine Fragen beantworten.

Belladonna

Grippe mit Hitze, Röte und Pochen. Die Grippe kommt plötzlich. Das Gesicht und vielleicht auch die Ohren sind hochrot. Im Nacken pocht es, Sie haben pulsierende Kopfschmerzen. Oft ist es um 15 Uhr besonders schlimm. Ihr ganzer Körper ist so heiß, dass auch andere die Hitze spüren können. Eventuell sind Ihre Mandeln geschwollen und die Drüsen im Magen schmerzen. Erweiterte Pupillen. Bei sehr hohem Fieber kann es zu Halluzinationen kommen, Sie sehen schreckliche Gestalten.

Bryonia

Grippe, bei der jede Bewegung verschlimmert. Ihnen geht es schlechter, wenn sie sich auch nur leicht bewegen. Alles ist trocken und Sie wollen viel Wasser in großen Mengen trinken. Sie sind reizbar und haben berstende Kopfschmerzen. Das Fieber ist meist gegen 21 Uhr schlimmer.

Eupatorium

Fieber mit heftigen Knochenschmerzen. Sie fühlen sich wie zerschlagen. Schüttelfrost, gefolgt von hohem Fieber, vor allem zwischen 7 und 9 Uhr morgens, mit großem Durst auf kalte Getränke. Kopfschmerzen während oder nach dem Fieber. Der Kopf fühlt sich so schwer an, dass Sie ihn am

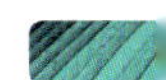

liebsten mit beiden Händen vom Kissen heben möchten. Sie fühlen sich schwach, zerschlagen und wie geprellt, insbesondere im Rücken; jede Bewegung verschlimmert.

Gelsemium

Grippe mit Schauern im Rücken. Sie fühlen sich schwach und wie benommen, jeder Muskel schmerzt. Sie haben keinen Durst. Eventuell Kopfschmerzen, Schwindel und Zittern. Ihre Augenlider hängen nach unten, Sie sehen auch wie benommen aus.

Mercurius

Fieber, abwechselnd mit Hitze und Kälte, unstillbarer Durst. Die Temperatur schwankt stark. Ihnen ist abwechselnd heiß und kalt. Sie haben einen unstillbaren Durst auf kaltes Wasser und einen metallischen Geschmack im Mund. Mundgeruch mit fauligem Gestank, Speichelfluss, der das Kissen gelblich-braun färbt. Zahneindrücke auf der Zunge.

Rhus toxicodendron

Grippe mit Fieber; muss ständig in Bewegung sein. Ihre Muskeln und Glieder schmerzen so sehr, dass Sie sich ständig bewegen müssen. Das Fieber kann sehr schnell steigen, insbesondere gegen 10 Uhr morgens. Auslöser kann kaltes, feuchtes Wetter sein. Sie müssen sich zudecken, weil die Steifheit und die Schmerzen sonst zu stark werden. Mit jedem Ausstrecken und mit jedem Gähnen kommt ein Schauer. Dieses Mittel kann man leicht mit Mercurius verwechseln, aber hier fehlen der faulige Mundgeruch, das unangenehme Schwitzen und der Durst.

Genesung nach der Grippe:

Wenn es Ihnen nach einer Grippeerkrankung über längere Zeit hinweg immer noch nicht gut geht, wird Ihnen eine professionelle homöopathische Behandlung vielleicht wieder zu neuem Schwung verhelfen.

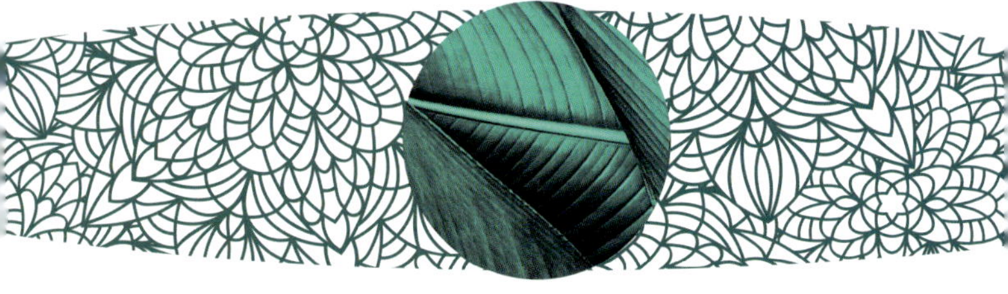

Hals

Halsschmerzen und Halsbeschwerden gehören zu den häufigsten Beschwerdebildern überhaupt. Ursachen dafür sind meist Infektionen oder Umweltbelastungen. Auch die Überanstrengung der Stimme kann zu Heiserkeit führen. Die hier aufgeführten Arzneimittel sind zur Behandlung einfacher Halsbeschwerden geeignet. Bitte wenden Sie sich bei ernsten oder anhaltenden Beschwerden immer an einen Spezialisten.

DOSIERUNG:

Im Notfall:	Ein bis zwei Kügelchen alle 10 bis 15 Minuten, bis die Person sich wieder stabilisiert hat – bis zu sechsmal hintereinander.
Akute Beschwerden:	Ein bis zwei Kügelchen alle zwei Stunden – bis zu sechsmal hintereinander.
Weniger akute Beschwerden:	Ein bis zwei Kügelchen dreimal täglich – maximal sieben Tage lang. *Sollten Ihre Beschwerden hartnäckig sein oder schlimmer werden, müssen Sie Ihren Arzt aufsuchen.*
Potenz:	Wir empfehlen, alle Mittel in diesem Kapitel als C30-Potenz einzunehmen.

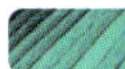

Halsschmerzen

Halsschmerzen können das erste Anzeichen einer Erkältung sein. Manchmal steckt auch eine Mandelentzündung oder eine andere schwere Infektion dahinter. Bei anhaltenden Halsschmerzen sollten Sie medizinischen Rat einholen. In der Zwischenzeit helfen Ruhe, viel Flüssigkeit und weiche Speisen, die Sie gut schlucken können.

Aconitum

Plötzliche Halsschmerzen – insbesondere bei kaltem Wind. Die Halsschmerzen treten plötzlich und nach einem Aufenthalt in kaltem Wind auf. Ihr Hals brennt und sticht. Sie haben Schluckbeschwerden und sind unruhig und nervös.

Apis

Halsschmerzen – Schmerzen, auch wenn Sie nicht schlucken. Der Hals ist trocken, sticht und brennt. Sie fühlen sich gereizt und rastlos und trinken vorzugsweise kaltes Wasser oder lutschen einen Eiswürfel, um den Schmerz zu betäuben. Die Schmerzen sind auf der rechten Seite schlimmer.

Belladonna

Der Favorit für Halsschmerzen und Mandelentzündung bei Kindern. Der Hals ist feuerrot und das Gesicht so heiß, dass man die Hitze förmlich spüren kann. Die Mandeln sind stark gerötet; muss ständig schlucken, obwohl der Hals wehtut. Die Schmerzen können in das Ohr ausstrahlen.

Ferrum phosphoricum

Bei den ersten Anzeichen einer Halsentzündung. Dieses Mittel hilft in den frühen Stadien, bevor die Entzündung sich voll entfaltet. Sie fühlen sich schwach und empfindlich.

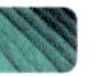

Hepar sulphuris

Halsschmerzen wie von einem Splitter oder einer Fischgräte. Die Schmerzen strahlen beim Schlucken in das Ohr aus und kommen langsam. Sie möchten in Ruhe gelassen werden und nichts essen.

Lachesis

Halsschmerzen mit dunkelroten Mandeln. Ihnen fällt es schwer, den Mund für die Untersuchung weit genug zu öffnen. Sie haben fürchterlichen Mundgeruch und die Mandeln sind dunkelrot oder fast violett. Die Schmerzen sind tendenziell auf der linken Seite schlimmer oder beginnen links. Sie können nichts am Hals ertragen und auch nichts trinken.

Mercurius

Halsschmerzen mit vereiterten Mandeln. Sie haben üblen Mundgeruch und viel Speichelfluss. Der Speichel hinterlässt gelbe Flecken auf dem Kopfkissen. Ihnen ist abwechselnd heiß und kalt. Sie schwitzen und haben geschwollene, vereiterte Mandeln. Sie haben großen Durst auf kaltes Wasser, aber Trinken bessert nicht. Zahneindrücke auf der Zunge.

Phytolacca

Halsschmerzen mit bläulichen Mandeln. Sie fühlen sich, als hätten Sie einen glühenden Feuerball im Hals. Das Herausstrecken der Zunge ist schmerzhaft, die Schmerzen schießen vielleicht sogar ins Ohr und sind auf der rechten Seite schlimmer. Die Mandeln sind so stark gerötet, dass sie fast schon blau aussehen. Nackensteifigkeit und geschwollene Drüsen.

Rhus toxicodendron

Halsschmerzen, die beim Schlucken besser werden. Merkwürdigerweise bessern sich hier die Schmerzen trotz geschwollener Mandeln beim Schlucken. Geschwollene Mandeln mit gelbem Eiter. Sie fühlen sich steif, wie wund und sind unruhig.

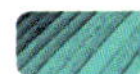

Heiserkeit und Stimmverlust

Verkühlung oder Überanstrengung der Stimme kann zu Heiserkeit und Stimmverlust (Laryngitis) führen. Auch Infekte und Allergien gehören zu den möglichen Ursachen.

VORSICHT *Suchen Sie sofort einen Arzt auf, wenn Sie Atemnot haben, Blut husten oder sehr starke Schmerzen haben.*

Aconitum

Bei plötzlichem Stimmverlust. Ursache kann ein Schreck, Schock oder kalter Wind sein. Sie haben große Angst und sind unruhig.

Argentum nitricum

Heiserkeit – Schmerzen beim Schlucken, als wäre ein Splitter im Hals. Dieses Mittel ist für professionelle Sänger und Redner besonders gut geeignet. Der Hals fühlt sich sehr eng und zusammengeschnürt an.

Causticum

Vollständiger Stimmverlust durch Überanstrengung. Überdehnte Stimmbänder oder Überanstrengung sind die Ursache. Der Hals fühlt sich eng und trocken an. Sie müssen sich ständig räuspern und schlucken.

Phosphorus

Heiserkeit – starkes Kitzeln beim Sprechen. Der Hals kitzelt beim Sprechen stark und löst Husten aus. Ihnen geht es an der kalten Luft schlechter, aber trotzdem haben Sie ein Verlangen nach kalten Getränken. Gefühl wie ein Wattebausch im Hals.

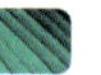

Rhus toxicodendron

Stimmverlust, der durch Sprechen besser wird. Sie haben durch Überanstrengung Ihre Stimme verloren, es wird aber besser, wenn Sie weiterreden. Mit der Müdigkeit kommt auch der Stimmverlust wieder.

Pseudokrupp

Pseudokrupp ist eine Infektionskrankheit, die die Atemwege blockiert und dadurch den typischen bellenden Husten verursacht. Vor allem sehr kleine Kinder sind betroffen. *Aconitum* sollte als Erstes gegeben werden, vor allem, wenn der Husten um Mitternacht beginnt. Sobald die akute Phase vorüber ist, können Sie nach *Aconitum* je nach Symptomenlage *Hepar sulph* oder *Spongia* geben.

Aconitum

Der Favorit in den frühen Stadien eines Pseudokrupps. Beginnt oft plötzlich um Mitternacht. Das Kind hat einen trockenen, bellenden Husten, hat große Angst, ist unruhig und muss sich beim Atmen sehr anstrengen. Auslöser kann ein Aufenthalt in kaltem, trockenem Wind gewesen sein. Das Fieber steigt plötzlich an, mit Durst auf kaltes Wasser.

Hepar sulphuris

Pseudokrupp mit rasselndem, lockerem Husten und erstickendem Schleim. Das Kind muss sich beim Husten aufsetzen und den Kopf nach hinten legen. Es friert stark und kalte Getränke machen den Husten schlimmer. Eventuell begleitet von Halsschmerzen und stechenden Schmerzen in den Ohren.

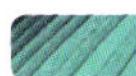

Spongia

Bei fortgeschrittenem Pseudokrupp. Dieses Mittel wird aus einem Meeresschwamm gewonnen. Das Kind hört sich an, als würde es durch einen trockenen Schwamm atmen oder hätte einen Kloß im Hals. Wenn Sie zuerst *Aconitum* gegeben haben, folgt *Spongia* als gutes Zweitmittel bei Halsschmerzen und gerötetem Hals. Die Atmung erinnert an das Geräusch einer Säge beim Holzschneiden. Beim Einatmen muss das Kind die Bauchmuskeln zur Hilfe nehmen. Der Schleim kann nur mit Mühe abgehustet werden. Warme Getränke bessern.

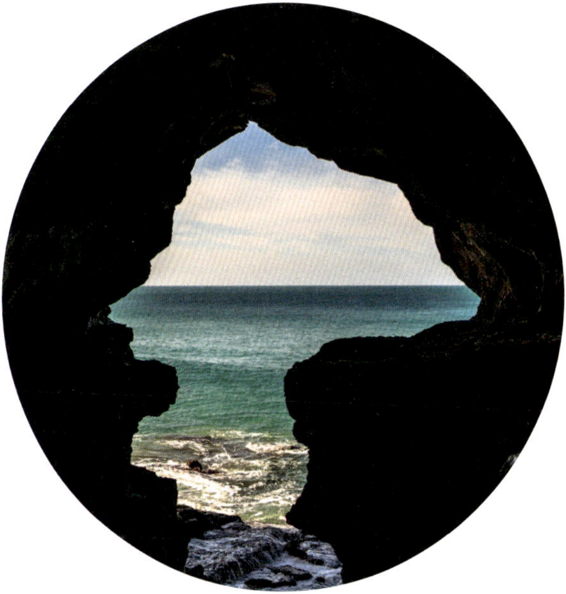

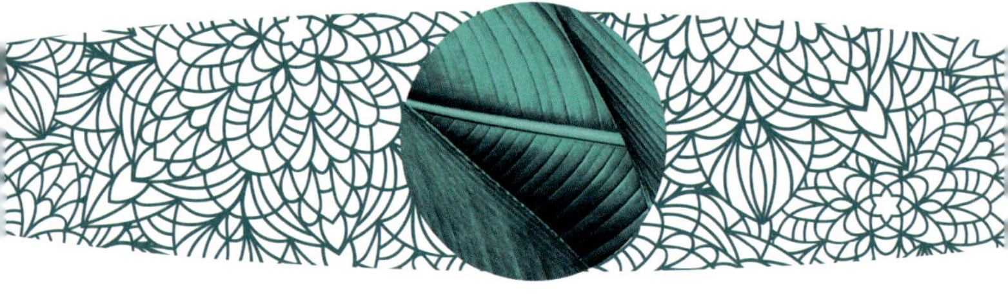

Hautbeschwerden

Hautprobleme wie Ekzeme und Schuppenflechte gehören in professionelle Hände. Die hier beschriebenen Beschwerden sind weniger komplex und reagieren gut auf eine homöopathische Selbstbehandlung.

DOSIERUNG:

Im Notfall:	Ein bis zwei Kügelchen alle 10 bis 15 Minuten, bis die Person sich wieder stabilisiert hat – bis zu sechsmal hintereinander.
Akute Beschwerden:	Ein bis zwei Kügelchen alle zwei Stunden – bis zu sechsmal hintereinander.
Weniger akute Beschwerden:	Ein bis zwei Kügelchen dreimal täglich – maximal sieben Tage lang. *Sollten Ihre Beschwerden hartnäckig sein oder schlimmer werden, müssen Sie Ihren Arzt aufsuchen.*
Potenz:	Wir empfehlen, alle Mittel in diesem Kapitel als C30-Potenz einzunehmen.

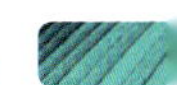

Abszesse und Furunkel

Wenn Ihnen ein Furunkel oder ein Abszess lästig ist oder von hohem Fieber und anderen grippeähnlichen Symptomen begleitet wird, sollten Sie umgehend ärztlichen Rat einholen. Für Abszesse am Zahnfleisch siehe auch im Kapitel ***Zähne*** unter ***Abszesse und Eiterfistel***.

Belladonna

Das Furunkel ist gerötet und heiß, mit pochenden Schmerzen. Das Furunkel bricht nicht auf und befindet sich meist auf der rechten Körperhälfte. Sie fühlen sich fiebrig.

Hepar sulphuris

Das Furunkel ist extrem schmerzhaft und eitert. Sie reagieren hypersensibel auf alles und sind reizbar. Sie müssen sich zudecken. Der Eiter kann nach altem Käse riechen. Dieses Mittel hilft gut bei kleinen Wunden, die anfangen zu eitern.

Pyrogenium

Septische Furunkel und Nagelgeschwüre. Die betroffenen Stellen sind geschwollen, septisch und entzündet. Die Haut ist aber nicht so heiß wie bei Belladonna. Sie fühlen sich wie bei einer Grippe, sind müde, benommen und heiß.

Silicea

Abszesse, die sich langsam entwickeln und langsam abheilen. Bilden sich um einen Fremdkörper herum. Die Haut ist blass und wächsern und die Drüsen im Bereich des Abszesses können geschwollen sein.

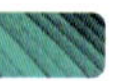

Bisse und Stiche

Diese Arzneimittel können die akuten Symptome kleinerer Bisse und Stiche von Insekten (z. B. Bienen, Wespen oder Mücken) und Spinnen sowie Hautverletzungen durch den Kontakt mit Quallen lindern.

VORSICHT *Eine Notfallversorgung ist bei schweren Tier- und Menschenbissen sowie bei allergischen Reaktionen und Atembeschwerden nach Bissen und Stichen immer notwendig.*

Apis mellifica

Die Haut juckt, ist geschwollen und gerötet und sieht glatt und glänzend aus. Dieses Mittel wird aus der Honigbiene gewonnen, kann aber bei allen Stichen gegeben werden, die heiß, gerötet und geschwollen sind. Der Stich wird durch Hitze schlimmer. Sie sind berührungsempfindlich und können nicht stillsitzen.

Hypericum

Stiche oder Stichwunden mit stechenden Schmerzen. Die betroffene Stelle ist empfindlich und entzündet, mit stechenden Schmerzen. Schlimmer durch kalte Luft.

Ledum

Juckende Stiche, die durch Kälte gebessert werden. Nützlich bei Mücken-, Bienen-, Wespen- und Spinnenstichen. Die Stichwunde fühlt sich bei Berührung kalt an und wird durch kalte Anwendungen auch gebessert.

Urtica

Bisse und Stiche, die wie Nesselsucht aussehen. Dieses Mittel wird aus der Brennnessel gewonnen und hilft bei Bissen und Stichen, die eine bren-

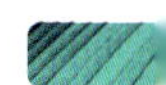

nende Hautrötung verursachen. Auch nützlich bei Striemen, die durch den Kontakt mit einer Qualle auftreten können. Sieht wie Nesselsucht aus.

Bisse oder Stiche von …
… Bienen und Ameisen sind sauer und können lokal mit Natron behandelt werden.
… Wespen sind eher basisch und können mit Zitronensaft neutralisiert werden.
Hautverletzungen durch Quallen sollten mit Meerwasser oder Essig gespült werden.

Das können Sie auch probieren:

Hypercal-Tinktur

Lokal auf den Biss oder Stich auftragen. Wird aus einer Kombination von *Calendula* und *Hypericum* hergestellt.

Zum Schutz vor Insekten:

- Essen Sie Knoblauch oder tupfen Sie Apfelessig auf die Haut.
- Verwenden Sie nachts eine Citronella-Duftkerze.
- Schützen Sie sich mit einem Moskitonetz über dem Bett.

Blutergüsse

Manche Menschen bekommen schneller blaue Flecken als andere. Die Blutgefäße werden mit zunehmendem Alter weniger elastisch, und vor allem ältere Menschen sind anfällig für Blutergüsse.

VORSICHT *Wenn Sie öfter und ohne Grund Blutergüsse haben, sollten Sie mit Ihrem Arzt darüber sprechen.*

Arnica

Der Favorit bei Blutergüssen und Verletzungen. Das erste Mittel, an das Sie nach einem Unfall und besonders bei Blutergüssen denken sollten. Gut bei Verletzungen am Augapfel.

Bellis

Tief liegende Blutergüsse der Weichteile. Nützlich für innere Blutergüsse, die tiefer gehen als die Hautoberfläche. Besonders geeignet bei inneren Blutergüssen nach chirurgischen Eingriffen und bei Schlagverletzungen an der Brust.

Ledum

Folgt gut auf Arnica. Nehmen Sie dieses Mittel, wenn *Arnica* den Bluterguss nicht vollständig beseitigt, vor allem, wenn es sich um ein blaues Auge handelt.

Frostbeulen

Frostbeulen sind Entzündungen an Händen und Füßen, die durch Kälteeinwirkung verursacht werden. Sie werden dann meist rot, schwellen an jucken und bilden Blasen.

Agaricus

Frostbeulen an den Füßen – reagieren nicht gut auf Kälte. Empfindung wie von kalten oder heißen Nadeln.

Pulsatilla

Juckende Frostbeulen, die durch Hitze schlimmer werden. Die Beschwerden sind auch nachts schlimmer. Kälte bringt etwas Erleichter

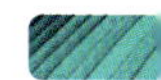

Herpesbläschen

Die winzigen, schmerzhaften Herpesbläschen treten meist in Gruppen und bevorzugt an den Lippen auf. Auslöser sind in der Regel Krankheit, Stress oder Sonneneinwirkung. Wenn Sie unter einer chronischen Herpeserkrankung leiden, sollten Sie die darunterliegende Störung von einem professionellen Homöopathen behandeln lassen.

Natrium muriaticum

Herpesbläschen durch Sonneneinstrahlung. Oft befinden sich die Bläschen auf der Mitte der Unterlippe, die sich erst taub anfühlt und dann kribbelt, sticht und juckt. Die Lippe ist trocken. Sie haben Durst und einen salzigen Geschmack im Mund.

Rhus toxicodendron

Verkrustete Bläschen auf Lippen und Kinn. Treten meist nach Muskelschmerzen auf. Bläschen auf Lippen und Kinn, oft mit Krusten, die brennen und stechen.

Rhus toxicodendron

Juckende Frostbeulen, die sich aber durch Hitze bessern. Besser durch Hitze (das Gegenteil von *Pulsatilla*). Dunkelrote und entzündete Frostbeulen, die sich bessern, wenn heißes Wasser darüber gegossen wird. Bei Kälte und Nässe schlimmer.

Das können Sie auch probieren:

Calendula-Creme

Kann bei rissigen Frostbeulen lokal aufgetragen werden.

Narben

Narben gehören zur natürlichen Wundheilung und dienen dazu, verletztes Gewebe zu reparieren. Folgende Mittel unterstützen die Wundheilung und helfen bei überschießender Narbenbildung und schmerzendem Narbengewebe.

Graphites

Dicke Narben. Oft ist die Haut auch rissig.

Silicea

Wunde und schmerzende Narben. Nehmen Sie dieses Mittel einmal täglich bei wunden und schmerzenden Narben ein, maximal fünf Tage lang.

Das können Sie auch probieren:

Calendula-Creme

Ist für alle Narben geeignet.

Graphites-Creme

Hilft bei dicker und rissiger Haut.

Nesselsucht/Hitzepickel

Als Nesselsucht beschreibt man gerötete, juckende und erhabene Striemen auf der Haut, die meist plötzlich und als allergische Reaktion oder durch die Einwirkung von Sonnenstrahlen auftreten. Hitzepickel sind verstopfte Schweißdrüsen, begleitet von einem Hautausschlag mit kleinen, roten Pickeln.

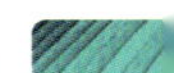

Apis

Geschwollene, stechende Nesselsucht mit brennenden Schmerzen. Die Haut spannt sich so stark, dass Sie das Gefühl haben, sie könnte platzen. Der Hautausschlag wird durch kühle, feuchte Umschläge gebessert.

Rhus toxicodendron

Nesselsucht mit heftigem Juckreiz, der sich durch heißes Wasser bessert. Dieses Mittel wird aus dem Giftsumach gewonnen, der geschwollene, rote, trockene und heiße Hautausschläge verursacht, die gleichzeitig jucken, brennen und stechen. Besser, wenn heißes Wasser darüber gegossen wird. Sie fühlen sich rastlos.

Urtica

Stechen wie von Brennnesseln, Reiben und Hitze bessern. Dieses Mittel wird aus der Brennnessel gewonnen und ist eine ausgezeichnete Arznei bei Nesselsucht. Der Hautausschlag bessert sich durch Reiben und – im Gegensatz zu Apis – durch Hitze.

Splitter

Wenn sich ein kleiner Splitter hartnäckig in der Haut festgesetzt hat, lohnt sich folgender Versuch:

Silicea

Der Favorit bei Splitter. Dieses Mittel wird den Splitter an die Hautoberfläche befördern und ausstoßen.

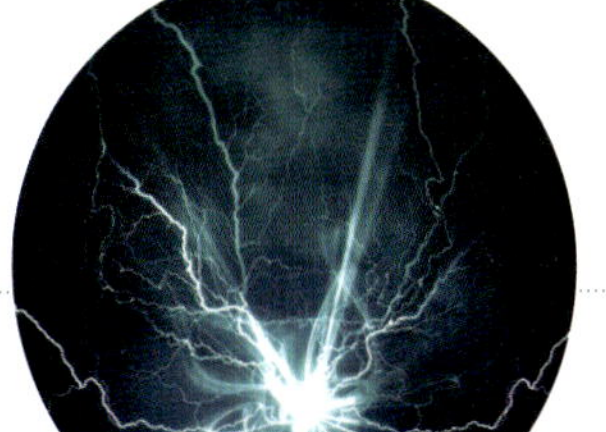

Verbrennungen

Verbrennungen werden durch Hitze verursacht, wie z. B. einen Herd, eine heiße Flüssigkeit oder Dampf. Auch bestimmte Chemikalien, Strom und Sonnenlicht können zu Verbrennungen führen. Vergleichen Sie Ihre Symptome mit der Liste und wählen Sie das passende Mittel.

VORSICHT *Schwere Verbrennungen müssen sofort im Krankenhaus versorgt werden. Der Verletzte befindet sich in einem Schockzustand und wird gut auf* Aconitum *reagieren. Geben Sie das Mittel auf dem Weg zum Krankenhaus.*

Arsenicum album

Verbrennungen, die sich durch heiße lokale Anwendungen bessern. Dieses Symptom klingt etwas ungewöhnlich, weil die Verbrennung positiv auf Hitze reagiert. Der Betroffene ist nervös und unruhig und friert.

Belladonna

Die verbrannte Haut ist rot, heiß und pocht. Handelt es sich bei der Verbrennung um einen Sonnenbrand, wird der Betroffene auch Anzeichen eines Hitzeschlags haben (siehe auch *Sonnenbrand*).

Cantharis

Die Verbrennung ist roh, scharf stechend und schmerzhaft, bevor sich Blasen bilden. Die Schmerzen werden durch kaltes Wasser und kalte Anwendungen besser. Die Blasen brennen bei Berührung. Brennender Durst, aber ohne Verlangen zu trinken.

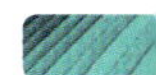

Causticum

Rohe, wunde Verbrennungen, die nur langsam heilen. Die Haut spannt und juckt schmerzhaft. Wässrige Absonderungen sickern aus der Wunde und verkleben den Wundverband, der sich nur schwer entfernen lässt.

Urtica

Stechende und prickelnde Verbrennungen. Bildet Blasen und fühlt sich wund, roh und schmerzhaft an. Eventuell Juckreiz.

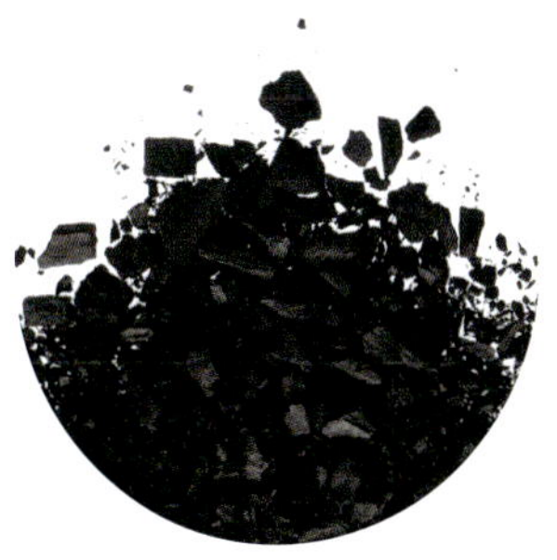

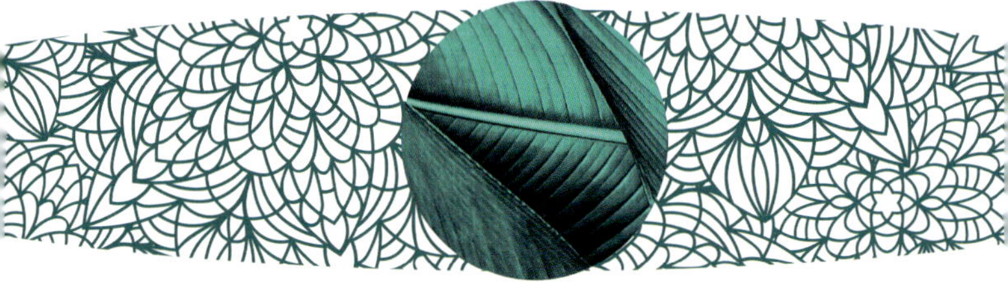

Husten, Erkältungen, pfeifende Atmung

Die Homöopathie hat bei Husten, Erkältungen und leicht pfeifenden Atemgeräuschen viel zu bieten. Die Arzneimittel können die Symptome lindern und die Krankheit schneller ausheilen lassen. Bitte achten Sie darauf, Ihre individuellen Symptome sorgfältig mit den beschriebenen Arzneimitteln abzugleichen. Nur dann finden Sie das passende Mittel.

DOSIERUNG:

Im Notfall:	Ein bis zwei Kügelchen alle 10 bis 15 Minuten, bis die Person sich wieder stabilisiert hat – bis zu sechsmal hintereinander.
Akute Beschwerden:	Ein bis zwei Kügelchen alle zwei Stunden – bis zu sechsmal hintereinander.
Weniger akute Beschwerden:	Ein bis zwei Kügelchen dreimal täglich – maximal sieben Tage lang. *Sollten Ihre Beschwerden hartnäckig sein oder schlimmer werden, müssen Sie Ihren Arzt aufsuchen.*
Potenz:	Wir empfehlen, alle Mittel in diesem Kapitel als C30-Potenz einzunehmen.

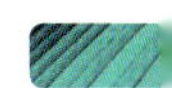

Erkältungen

Eine Erkältung heilt normalerweise ganz von selbst aus, aber wenn die Symptome besonders heftig sind, können folgende Mittel Linderung bringen.

Aconitum

Wirkt am besten, wenn es sofort bei den ersten Erkältungsanzeichen nach einem Aufenthalt in kalter Luft eingenommen wird. Ihre Nase ist verstopft, Sie fühlen sich rastlos und ängstlich und Sie haben Durst auf kaltes Wasser.

Allium cepa

Wenn Augen und Nase bei einer Erkältung stechen. Dieses Mittel wird aus der Speisezwiebel gewonnen. Denken Sie also am besten an die Symptome, die Sie beim Zwiebelschneiden haben: Ihre Augen tränen, stechen, jucken und fühlen sich wund an. Sie haben ein starkes Bedürfnis, sie zu reiben. Aus der Nase fließt ätzender Schleim, der Nase und Oberlippe wund macht. Sie müssen ständig niesen.

Arsenicum

Für Erkältungen mit wässrigen Absonderungen und brennender Nase. Ihnen ist sehr kalt und Sie niesen ohne Unterlass. Sie haben ein Verlangen nach Gesellschaft und Ihnen geht es an der frischen Luft wahrscheinlich schlechter.

Gelsemium

Sie fühlen sich kalt, schwach und wie benommen, Sie müssen vor Kälte niesen. Sie haben Kopfschmerzen und fühlen sich schwach, müde und benommen. Wässriger Schnupfen ohne Durst.

Husten

Es gibt viele Arten von Husten – trocken, bellend, nur nachts, pfeifend, krampfend oder hohl, um nur ein paar Beispiele zu nennen. Hier sind die bei Husten am häufigsten indizierten Arzneimittel aufgelistet:

Aconitum

Der Favorit für die frühen Stadien eines Pseudokrupps. Tritt meist plötzlich gegen Mitternacht auf. Trockener, bellender Husten, der Kranke ist extrem unruhig und ängstlich. Die Atmung ist erschwert. Möglicher Auslöser für Pseudokrupp ist ein kalter, trockener Wind. Die Temperatur steigt plötzlich an, Sie haben großen Durst auf kaltes Wasser.

Antimonium tartaricum

Bei erstickenden Hustenanfällen mit Schwitzen. Rasseln in der Brust, der Schleim kann aber nicht abgehustet werden. Es hört sich an, als würden Sie in Schleim ertrinken und Sie müssen sich aufsetzen, um leichter atmen zu können.

Arsenicum

Husten mit pfeifender Atmung und Atemnot. Asthmatischer Husten mit pfeifender Atmung. Die Atemwege fühlen sich eng und eventuell brennend an. Ihnen ist kalt und Sie sind unruhig und nervös. Sie möchten nicht allein sein. Nachts ist es am schlimmsten, mit einem Höhepunkt gegen 2 Uhr morgens.

Bryonia

Sie müssen beim Husten Ihre Brust festhalten, damit die Schmerzen nicht so schlimm sind. Harter, trockener Husten, die Atemwege fühlen sich gereizt an. Selbst die geringste Bewegung macht die Beschwerden schlimmer. Unter Umständen können Sie sehr gereizt sein und stürzen große Mengen kaltes Wasser hinunter.

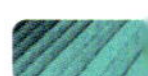

Drosera

Der Husten klingt wie ein bellender Hund. Krampfhafter Husten, der Würge- oder Brechanfälle auslöst. Er scheint tief aus der Brust zu kommen und Sie müssen beim Husten den Bauch halten. Die Hustenanfälle kommen so schnell hintereinander, dass Sie kaum Luft bekommen. Verschlechterung nach Mitternacht und im Liegen. Der Hals fühlt sich trocken an, als würden Brotkrumen darin feststecken.

Phosphorus

Husten mit einer rohen, reißenden Empfindung. Der Husten brennt vom Hals bis hinunter in den Brustkorb; er ist heftig und erschöpfend, trocken und kitzelt. Lachen, Sprechen oder Temperaturveränderungen können Hustenanfälle auslösen. Sie können nicht auf der linken Seite liegen. Unter Umständen haben Sie Kopfschmerzen und ein Verlangen nach kalten Getränken.

Spongia

Der Husten fühlt sich an, als würden Sie durch einen Schwamm atmen. Dieses Mittel wird aus Meeresschwämmen gewonnen, und Sie haben das Gefühl, als würden Sie durch einen trockenen Schwamm atmen oder hätten einen Kloß im Hals. Ihre Atmung ist pfeifend, Ihre Brust brennt und der Husten ist bellend, erinnert an Pseudokrupp und an das Geräusch einer Säge beim Holzschneiden. Beim Einatmen müssen Sie Ihre Bauchmuskeln zur Hilfe nehmen. Der Schleim kann nur mit Mühe abgehustet werden. Warme Getränke bessern.

Nux vomica

Verstopfte Nase und fröstelig bei Erkältung. Die verstopfte Nase wird nachts schlimmer, während sie tagsüber läuft. Ihnen ist sehr kalt und Sie möchten sich warm einpacken.

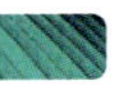

Pfeifende Atmung

Bei den Atembeschwerden, die in diesem Buch beschrieben werden, handelt es sich um leichte Atemwegsinfekte, die bei der Atmung ein leicht pfeifendes Geräusch verursachen. Meist ist dies bei der Ausatmung deutlicher zu hören. Bei anhaltenden und schweren Atembeschwerden sollten Sie Ihren Arzt konsultieren.

Antimonium tartaricum

Pfeifendes Geräusch mit viel Schleim in der Brust. Pfeifen und Rasseln in der Brust, Sie können aber keinen Schleim abhusten. Sie müssen sich aufsetzen, um besser atmen zu können. Unter Umständen haben Sie erstickende Hustenanfälle mit Schwitzen.

Arsenicum

Asthmatischer Husten, das Atmen fällt schwer, Pfeifen. Die Atemwege fühlen sich verengt an und brennen vielleicht auch. Ihnen ist kalt, Sie fühlen sich nervös und unruhig und Sie möchten nicht allein sein. Nachts gegen zwei Uhr wird es schlimmer.

Ipecacuanha

Trockener, asthmatischer Hustenanfall mit Würgereiz und eventuell auch Erbrechen. Vom pfeifenden Husten wird Ihnen übel, und Ihre Brust fühlt sich an, als wäre sie voller Schleim, den Sie aber nicht abhusten können. Ihre Brust fühlt sich eng an, Sie haben das Gefühl, etwas würde im Hals feststecken. Während eines Hustenanfalls werden Sie steif und im Gesicht etwas bläulich.

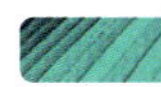

Kalium carbonicum

Pfeifende Atmung mit trockenem, hartem Husten und stechenden Schmerzen in der Brust. Die Beschwerden beginnen meist um drei Uhr nachts. Sie fühlen sich besser, wenn Sie sich nach vorne beugen. Unter Umständen müssen Sie ständig husten und würgen, manchmal auch mit Erbrechen.

Natrium sulphuricum

Pfeifende Atmung, schlimmer bei feuchtem Wetter. Die Anfälle treten gegen 4 und 5 Uhr morgens auf, mit dickem, grünem Schleim; der Husten rasselt und wird bei feuchtem Wetter schlimmer. Bei jedem Anfall kann Durchfall auftreten.

Spongia

Brennen und Pfeifen in der Brust mit hohlem, bellendem Husten. Dieses Mittel wird aus Meeresschwämmen gewonnen. Sie haben das Gefühl, als würden Sie durch einen trockenen Schwamm atmen oder hätten einen Kloß im Hals. Ihre Atmung ist pfeifend, Ihre Brust brennt und der Husten ist bellend, erinnert an Pseudokrupp und an das Geräusch einer Säge beim Holzschneiden. Beim Einatmen müssen Sie Ihre Bauchmuskeln zur Hilfe nehmen. Der Schleim kann nur mit Mühe abgehustet werden. Warme Getränke bessern.

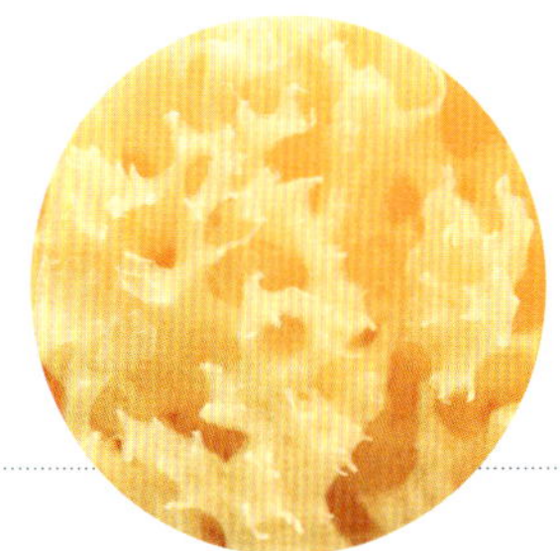

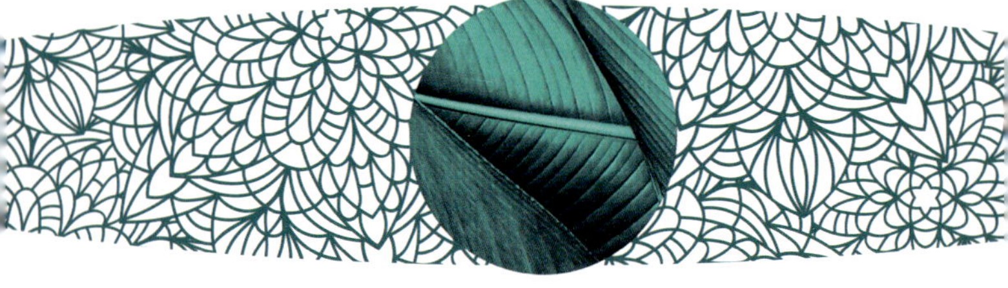

Kopfschmerzen

Für Kopfschmerzen gibt es viele Ursachen. Oft sind sie ein Hinweis auf andere versteckte Beschwerden. Zu den möglichen Ursachen gehören Schlafmangel, Dehydrierung, Fehlsichtigkeit, zu viel Alkohol oder zu viel Sonne.

Die Mittel können bei einfachen, unkomplizierten Kopfschmerzen eingesetzt werden. Migräne ist eine komplexe Erkrankung, die von einer Fachkraft behandelt werden muss. Siehe auch unter *Vorsicht* weiter unten und unter *Fieber*.

DOSIERUNG:

Im Notfall:	Ein bis zwei Kügelchen alle 10 bis 15 Minuten, bis die Person sich wieder stabilisiert hat – bis zu sechsmal hintereinander.
Akute Beschwerden:	Ein bis zwei Kügelchen alle zwei Stunden – bis zu sechsmal hintereinander.
Weniger akute Beschwerden:	Ein bis zwei Kügelchen dreimal täglich – maximal sieben Tage lang. *Sollten Ihre Beschwerden hartnäckig sein oder schlimmer werden, müssen Sie Ihren Arzt aufsuchen.*
Potenz:	Wir empfehlen, alle Mittel in diesem Kapitel als C30-Potenz einzunehmen.

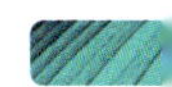

Versuchen Sie, den Grund für Ihre Kopfschmerzen herauszufinden. So wird die Wahl des richtigen Mittels einfacher.

VORSICHT

Anhaltende Kopfschmerzen, die Ihr Sehvermögen beeinträchtigen oder Schwindel verursachen, sollten von einem professionellen Therapeuten behandelt werden.
Siehe auch unter **Fieber**. *Hier finden Sie Warnhinweise zur Hirnhautentzündung im roten Kästchen.*

Aconitum

Kopfschmerzen, ausgelöst durch plötzlichen Schreck. Der Kopf fühlt sich schwer und voll an, mit heftigen Schmerzen. Die Kopfschmerzen treten plötzlich auf, meist infolge eines Schrecks.

Belladonna

Pochende Kopfschmerzen mit heißem, hochrotem Gesicht. Sie würden vor Schmerz den Kopf am liebsten in das Kopfkissen bohren. Ihr Gesicht ist hochrot, Ihnen ist heiß und die Schmerzen sind pochend. Geräusche machen die Schmerzen schlimmer, Sie möchten am liebsten in einem abgedunkelten Raum liegen und etwas um Ihren Kopf wickeln, damit der Druck nachlässt. Die Kopfschmerzen sind auf der rechten Seite wahrscheinlich schlimmer. Mögliche Ursache ist zu viel Sonne.

Bryonia

Berstende Kopfschmerzen – Sie wollen absolut still liegen. Sie haben berstende Kopfschmerzen, die selbst bei der geringsten Bewegung schlimmer werden. Sie sind reizbar und haben ein Verlangen, große Mengen Wasser hinunterzustürzen. Wenn Sie Ihren Kopf in den Händen halten, lässt der Druck nach.

China

Kopfschmerzen nach Dehydrierung. Dieses Mittel hilft Ihnen, einen Flüssigkeitsverlust auszugleichen. Sie fühlen sich sehr schwach und haben Kopfschmerzen. Die Schmerzen ziehen vom Hinterkopf über den gesamten Schädel. Ihre bevorzugte Haltung ist das Stehen, Sie wollen weder liegen noch sitzen. Pochende Kopfschmerzen.

Coffea

Kopfschmerzen wie von einem Nagel im Kopf. Wahrscheinliche Ursache ist geistige Überanstrengung, emotionale Erregung oder eine durchgefeierte Nacht. Sie wollen zu Hause bleiben und meiden frische Luft.

Gelsemium

Kopfschmerzen mit Augenschmerzen. Sie fühlen sich schwer und benommen. Pulsierende Schmerzen in der Stirn und im Augapfel. Ihre Kopfhaut fühlt sich bei Berührung wund an. Zittern. In der Sommerhitze oder bei warmem, feuchtem Wetter geht es Ihnen schlechter.

Glonoinum

Kopfschmerzen durch Sonneneinstrahlung – Schmerzen, als würde der Kopf bersten. Dieses Mittel wird aus Dynamit hergestellt. Es wird Sie nicht erstaunen zu lesen, dass die Symptome plötzlich und heftig auftreten, mit explosionsartigen Kopfschmerzen. Mögliche Ursache ist eine Überhitzung in der Sonne. Der Kopf fühlt sich an, als würde er bersten, und Hitze können Sie nicht vertragen. Die Schmerzen kommen in starken Wellen.

Ignatia

Kopfschmerzen durch seelischen Stress. Die Kopfschmerzen werden durch Kummer oder Trauer ausgelöst. Sie sind pochend und können sich anfühlen wie Stricknadeln, die hinter den Augen piksen. Sie müssen oft gähnen und übergeben sich vielleicht sogar.

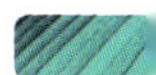

Nux vomica

Der Favorit bei Kopfschmerzen durch Alkoholkonsum. Ihnen ist kalt, Sie haben einen Kater mit Kopfschmerzen. Sie möchten sich übergeben, können es aber nicht. Ihnen ist übel, Sie verspüren ein Verlangen nach Stimulanzien wie Kaffee, Alkohol und deftigen Speisen, die aber alles nur schlimmer machen. Die krampfartigen Schmerzen lassen den Kopf wie geprellt zurück.

Ruta

Der Favorit bei Kopfschmerzen durch Überanstrengung der Augen. Die Augäpfel brennen wie Feuerkugeln. Sie fühlen sich heiß an und sind gerötet. Die Kopfschmerzen werden schlimmer, wenn Sie etwas angestrengt betrachten wollen.

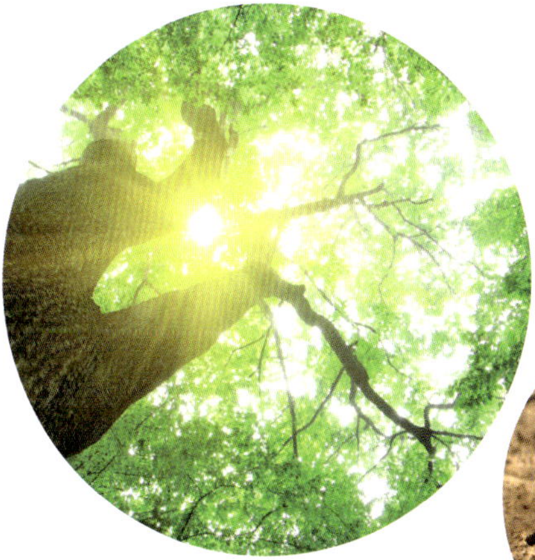

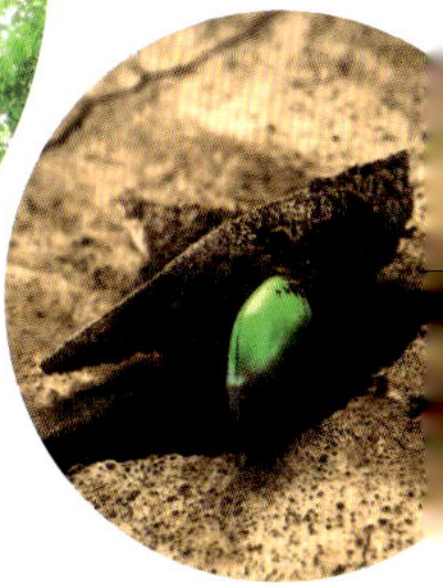

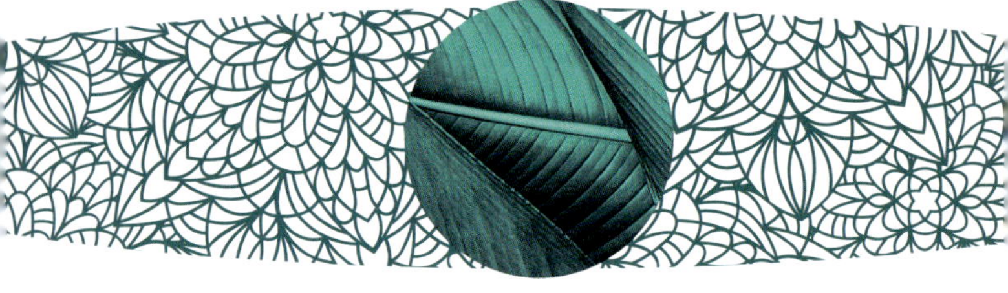

Mund

Die Beschwerden, die wir an dieser Stelle beschreiben wollen, sind Infekte im und um den Mund herum, wie z. B. Aphthen und Lippenherpes. Zahnprobleme werden unter *'Zähne'* besprochen.

DOSIERUNG:

Im Notfall:	Ein bis zwei Kügelchen alle 10 bis 15 Minuten, bis die Person sich wieder stabilisiert hat – bis zu sechsmal hintereinander.
Akute Beschwerden:	Ein bis zwei Kügelchen alle zwei Stunden – bis zu sechsmal hintereinander.
Weniger akute Beschwerden:	Ein bis zwei Kügelchen dreimal täglich – maximal sieben Tage lang. *Sollten Ihre Beschwerden hartnäckig sein oder schlimmer werden, müssen Sie Ihren Arzt aufsuchen.*
Potenz:	Wir empfehlen, alle Mittel in diesem Kapitel als C30-Potenz einzunehmen.

 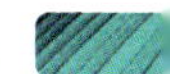

Aphthen

Die Ursachen für Aphthen sind vielfältig; Infekt, Vitaminmangel oder die Einnahme bestimmter Medikamente gehören dazu. Bei anhaltenden Beschwerden sollten Sie Ihren Arzt aufsuchen.

Mercurius

Aphthen mit fauligem Geschmack im Mund und reichlich Speichelfluss. Die Zunge ist belegt, schlaff und hat Zahneindrücke an den Rändern. Die Aphthen selbst sind meist klein, sehr wund und weiß oder gelblich gefärbt. Sie haben einen sehr unangenehmen Geschmack im Mund, sehr viel Speichelfluss und großen Durst auf kaltes Wasser.

Natrium muriaticum

Die Aphthen fühlen sich wund an und brennen. Brennende Aphthen auf Zunge, Zahnfleisch und an der Innenseite der Wange. Der Mund fühlt sich heiß und trocken an, auch die Lippen können rissig und trocken sein.

Nitricum acidum

Aphthen nach einem Biss in die Wange. Bei Aphthen, die sich nach einem Biss auf die Innenseite der Wange entwickeln. Scharfe Schmerzen, die Zunge kann geschwollen sein und sehr viele winzige Risse haben. Das Zahnfleisch fühlt sich schwammig an.

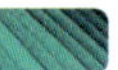

Lippenherpes

Lippenherpes wird durch ein Virus verursacht, das inaktiv bleibt, bis es durch Stress, Emotionen, Veränderungen in der Umwelt oder hormonelle Umwälzungen getriggert wird. Zu Beginn eines Ausbruchs juckt und kribbelt die betroffene Stelle. Dann wird die Haut wund und rot, bis sich schließlich eine gelbe Kruste bildet. Eine Herpeserkrankung hat meist chronische Ursachen, die in der Regel von einem professionellen Therapeuten behandelt werden müssen. Die folgenden Mittel können bei akuten Schüben helfen.

Natrium muriaticum

Lippenherpes nach einem Aufenthalt in der Sonne. Häufig ist die Mitte der Unterlippe betroffen, die sich erst taub anfühlt und dann kribbelt, juckt, sticht und trocken ist. Mit Durst und einem salzigen Geschmack im Mund.

Rhus toxicodendron

Lippenherpes mit einer Kruste auf Mund oder Kinn. Brennt und sticht; eine Kompresse mit heißem Wasser bringt Erleichterung.

Sepia

Lippenherpes vor der Monatsblutung. Beginnt mit einer wunden Stelle, die dann feucht wird und nässt.

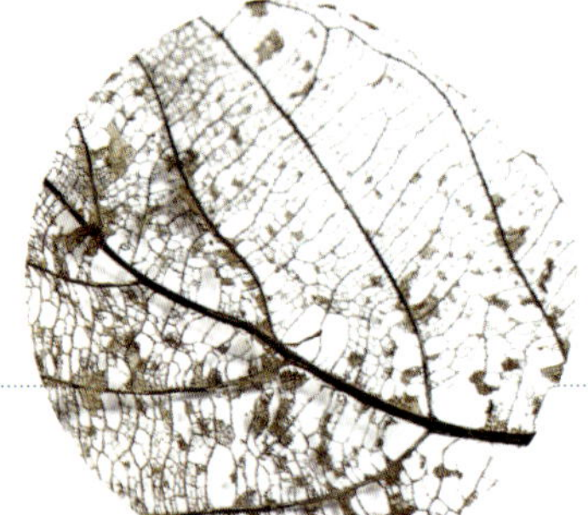

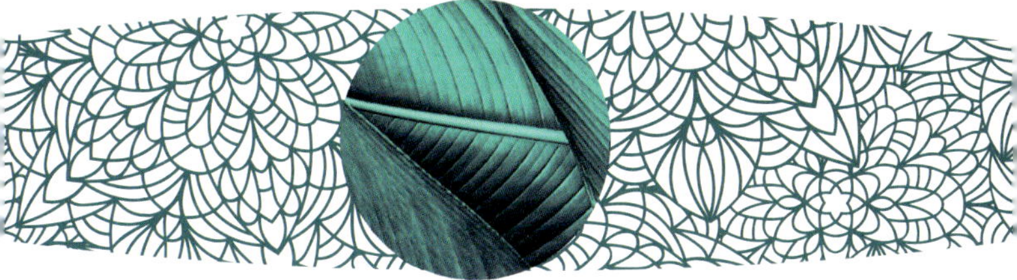

Nase

Die hier beschriebenen Mittel können bei akuten Beschwerden helfen. Chronischer Heuschnupfen oder Sinusitis gehören in professionelle Hände. Heftiges Nasenbluten sollte als medizinischer Notfall behandelt werden.

DOSIERUNG:

Im Notfall:	Ein bis zwei Kügelchen alle 10 bis 15 Minuten, bis die Person sich wieder stabilisiert hat – bis zu sechsmal hintereinander.
Akute Beschwerden:	Ein bis zwei Kügelchen alle zwei Stunden – bis zu sechsmal hintereinander.
Weniger akute Beschwerden:	Ein bis zwei Kügelchen dreimal täglich – maximal sieben Tage lang. *Sollten Ihre Beschwerden hartnäckig sein oder schlimmer werden, müssen Sie Ihren Arzt aufsuchen.*
Potenz:	Wir empfehlen, alle Mittel in diesem Kapitel als C30-Potenz einzunehmen.

Beschwerden der Nebenhöhlen

Diese können als Resultat einer einzelnen Infektion oder als chronisches Problem auftreten. Auch allergische Reaktionen können die Nebenhöhlen betreffen. In chronischen Fällen sollten Sie einen Homöopathen konsultieren.

Kalium bichromicum

Der Favorit für Sinusitis. Klebriger, gelber Schleim verstopft Nase und Nebenhöhlen, die sich voll und schwer anfühlen. Der Schleim tröpfelt vor allem nachts im Hals nach unten und ist so zäh, dass Sie ihn nur schwer abhusten können. Kopfschmerzen. Sie haben das Bedürfnis, gegen die Stirn zu drücken, damit die Schmerzen aufhören.

Pulsatilla

Sinusitis mit Geschmacks- und Geruchsverlust; verstopfte Nase. Der Schnupfen ist dick und gelb, Mund und Hals sind trocken. Nachts sind Nebenhöhlen und Nase verstopft. Im Haus geht es Ihnen schlechter und Sie haben ein Verlangen nach frischer Luft, die auch bessert.

Mercurius

Sinusitis mit dickem, gelblich-grünem Schleim. Die Knochen im Bereich der Nebenhöhlen fühlen sich geschwollen an und schmerzen. Sie haben Mundgeruch und einen metallischen Geschmack im Mund. Nachts im Schlaf fließt der Speichel. Ihre Nebenhöhlen fühlen sich roh und wund an.

Silicea

Sinusitis mit Krusten und Blutungen. Wenn Sie versuchen, die Krusten aus Ihrer Nase zu entfernen, fangen sie an zu bluten. Die Ränder der Nasenlöcher sind wund und rissig. Ihre Nase fühlt sich trotz weißlichem, schaumigem Schleim trocken an.

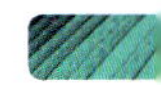

Heuschnupfen

Der Schnupfen ist eine allergische Reaktion, überwiegend auf Pollen. Die unten aufgeführten Mittel können in akuten Situationen die Beschwerden lindern. Wenn Sie wissen, dass Sie unter Heuschnupfen leiden, sollten Sie in den Wintermonaten mit der Behandlung beginnen, bevor die Pollen akute Symptome auslösen. Dafür benötigen Sie die Unterstützung eines professionellen Homöopathen.

Allium cepa

Heuschnupfen mit stechenden Absonderungen aus Augen und Nase. Dieses Mittel wird aus der Speisezwiebel gewonnen. Wie beim Zwiebelschneiden tränen Ihre Augen, stechen, jucken und fühlen sich wund an. Sie haben ein starkes Bedürfnis, sie zu reiben. Aus der Nase fließt ätzender Schleim, der Nase und Oberlippe wund macht. Sie müssen ständig niesen.

Euphrasia

Heuschnupfen mit milden Absonderungen aus der Nase. Anders als bei Allium (siehe oben) brennen die Tränen, aber die Absonderungen aus der Nase sind mild. Sie sind sehr lichtempfindlich und müssen ständig blinzeln. Tagsüber läuft Ihre Nase, ist nachts aber verstopft. Sie haben vielleicht auch einen locker sitzenden Husten.

Sabadilla

Heuschnupfen mit Juckreiz in Hals und Nase. Ihr Hals juckt und Sie versuchen, die Stelle mit Ihrer Zunge zu reiben. Sie sind geruchsempfindlich und können Blumenduft nicht ertragen. Sie haben das Gefühl, Ihre Augen würden nach innen gedrückt; eventuell haben Sie eine pfeifende Atmung.

Das können Sie auch ausprobieren:

Pollenmischung

Eine homöopathisch potenzierte Pollenmischung kann sehr effektiv sein und ist in vielen Apotheken erhältlich.

Nasenbluten

Diese Arzneimittel sind für leichtes Nasenbluten gedacht. Starke, spontane Blutungen oder Blutungen nach einer Verletzung erfordern eine medizinische Versorgung.

VORSICHT *Sie brauchen einen Notarzt, wenn:*

- *das Nasenbluten länger als 20 Minuten anhält*
- *Sie sehr stark bluten und viel Blut verloren haben*
- *Sie unter Atemnot leiden*
- *Sie sehr viel Blut geschluckt haben und Sie deswegen erbrechen müssen*
- *das Nasenbluten nach einer ernsten Verletzung auftritt, wie zum Beispiel einem Autounfall*

Bei anhaltendem Nasenbluten mit dunklem Blut sollten Sie Ihren Arzt aufsuchen.

Bei leichtem Nasenbluten:
Setzen Sie sich hin und beugen Sie sich über eine Schüssel. Legen Sie ein Handtuch über Ihre Kleidung, damit diese nicht schmutzig wird. Ziehen Sie das Blut nicht in die Nase hinauf und schlucken Sie es nicht hinunter. Halten Sie sich mit Daumen und Zeigefinger auf Höhe der Nasenflügel die Nase zu und atmen dabei durch den Mund. Zusätzlich können Sie Eiswürfel oder eine Kühlpackung in ein Handtuch wickeln und über die Nase legen.

Arnica

Leichtes Nasenbluten als Folge eines Schocks oder einer Verletzung. Gutes Mittel bei Nasenbluten nach Schock oder Verletzung. Bei anhaltender Blutung lesen Sie bitte unter *Vorsicht* nach.

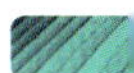

Phosphorus

Leichtes Nasenbluten mit reichlich hellrotem Blut. Aus der Nase strömt hellrotes Blut.

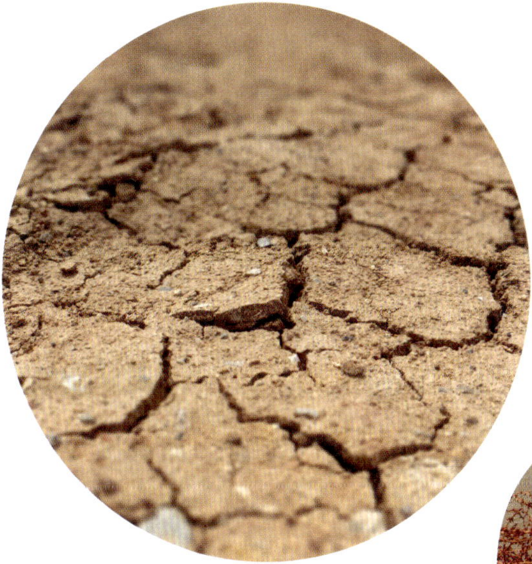

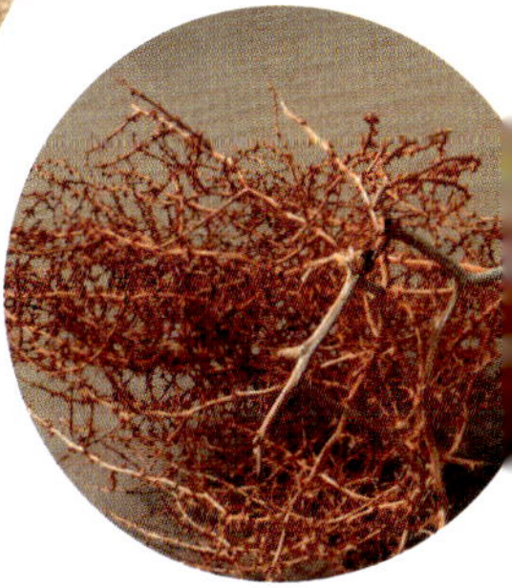

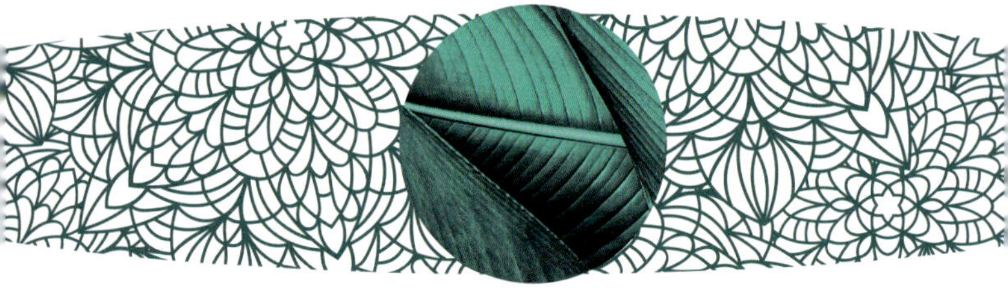

Ohren

Ohrenbeschwerden sind meist ein Hinweis darauf, dass irgendwo im Körper etwas nicht in Ordnung ist. Diese Mittel lindern in akuten Fällen. Bei anhaltenden Beschwerden sollten Sie ärztlichen Rat einholen.

DOSIERUNG:

Im Notfall:	Ein bis zwei Kügelchen alle 10 bis 15 Minuten, bis die Person sich wieder stabilisiert hat – bis zu sechsmal hintereinander.
Akute Beschwerden:	Ein bis zwei Kügelchen alle zwei Stunden – bis zu sechsmal hintereinander.
Weniger akute Beschwerden:	Ein bis zwei Kügelchen dreimal täglich – maximal sieben Tage lang. *Sollten Ihre Beschwerden hartnäckig sein oder schlimmer werden, müssen Sie Ihren Arzt aufsuchen.*
Potenz:	Wir empfehlen, alle Mittel in diesem Kapitel als C30-Potenz einzunehmen.

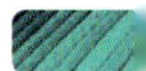

— Ohrenschmerzen und Ohrenentzündungen –

Zur Behandlung von Ohrenschmerzen und -entzündungen gibt es eine große Auswahl an Arzneimitteln. Wählen Sie das Mittel aus, welches am besten zu Ihren aktuellen, individuellen Symptomen passt.

Aconitum

Die Ohrenentzündung tritt plötzlich auf mit heftigen Schmerzen und hohem Fieber. Das Ohr kann stark gerötet sein. Auch Ohrensausen oder Druckgefühl im Ohr sind möglich.

Belladonna

Das Ohr ist heiß und empfindlich mit pulsierenden Schmerzen. Ihr Gesicht ist sehr heiß, hochrot und trocken. Ihre Pupillen sind weit. Meist tritt der Infekt auf der rechten Seite auf und ist nachts im Bett schlimmer.

Chamomilla

Unerträgliche Ohrenschmerzen. Sie würden am liebsten vor Schmerz schreien. Das Ohr reagiert sehr empfindlich auf Kälte und wird besser, wenn Sie sich warm einpacken. Die Ohrenschmerzen werden schlimmer, wenn Sie das Ohr berühren oder ein kalter Wind darauf bläst.

Ferrum phosphoricum

Hilft im Anfangsstadium der Ohrenschmerzen oder -entzündung. Verhindert, dass sich der Infekt weiterentwickelt.

Hepar sulphuris

Die Ohren reagieren extrem empfindlich auf Wind, auf frische Luft und laute Geräusche. Die Schmerzen sind fast so schlimm wie bei Chamomilla, Sie möchten aber kein Aufsehen erregen. Sie frieren stark und sind sehr gereizt. Nach Käse stinkende Absonderungen aus dem Ohr. Die Schmerzen können von einem Ohr in das andere ausstrahlen.

Mercurius

Die Ohrenschmerzen können vom rechten Ohr zu den Zähnen ausstrahlen. Dicke, gelblich-grüne Absonderungen aus dem Ohr. Oder Sie haben das Gefühl, als würde kaltes Wasser aus dem Ohr laufen. Die Schmerzen sind schlimmer im warmen Bett.

Pulsatilla

Pochende Ohrenschmerzen, nachts schlimmer und meist auf der rechten Seite. Die Ohren fühlen sich verstopft an. Dicke, gelbe Absonderungen, das Hören ist eingeschränkt. Sie sind weinerlich und möchten Gesellschaft haben.

Silicea

Das Innenohr ist wund, Sie haben das Verlangen, mit dem Finger dagegen zu drücken. Das Ohr fühlt sich voll an und macht beim Gähnen ein ploppendes Geräusch. Das linke Ohr ist mehr betroffen und die Schwerhörigkeit bei Vollmond schlimmer. Sie sind geräuschempfindlich und haben Ohrensausen oder -zischen.

Verstopfte Ohren

Kalium muriaticum

Verstopfte Ohren im Flugzeug. Wenn während eines Fluges Ihre Ohren zugehen. Andere Ursachen bedürfen einer medizinischen Untersuchung.

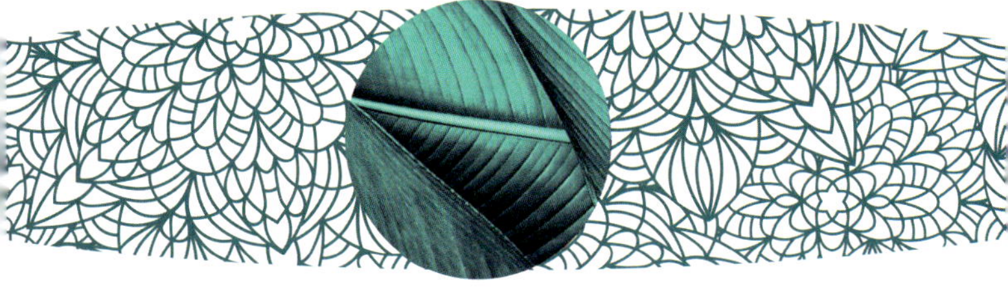

Schlaf

Guter Schlaf wirkt sich positiv auf den Rest des Tages aus. Er ist eine Erfrischungskur für Körper und Geist und beeinflusst, wie Sie sich Ihren Aufgaben im Alltag stellen.

DOSIERUNG:

Im Notfall:	Ein bis zwei Kügelchen alle 10 bis 15 Minuten, bis die Person sich wieder stabilisiert hat – bis zu sechsmal hintereinander.
Akute Beschwerden:	Ein bis zwei Kügelchen alle zwei Stunden – bis zu sechsmal hintereinander.
Weniger akute Beschwerden:	Ein bis zwei Kügelchen dreimal täglich – maximal sieben Tage lang. *Sollten Ihre Beschwerden hartnäckig sein oder schlimmer werden, müssen Sie Ihren Arzt aufsuchen.*
Potenz:	Wir empfehlen, alle Mittel in diesem Kapitel als C30-Potenz einzunehmen.

Nachtschweiß

Übermäßiges Schwitzen im Schlaf kann sehr unangenehm sein, wenn man nachts nicht nur den Pyjama, sondern auch die Bettwäsche wechseln muss. Die Ursachen für starkes nächtliches Schwitzen reichen von Wechseljahresbeschwerden und anderen hormonellen Störungen über niedrigen Blutzucker bis hin zu Infekten. Diese Mittel können helfen:

Arsenicum

Kalter Schweiß mit Erschöpfung und Angst. Sie schwitzen, der Schweiß ist kalt, mit Durst, Erschöpfung und Angst.

Calcarea carbonica

Kalter Schweiß, der Haare und Kopfkissen feucht macht. Sie schwitzen am Kopf besonders stark, haben im Bett aber trotzdem kalte Füße.

Carbo vegetabilis

Schweiß im Gesicht. Innerlich fühlt sich der Körper heiß an, äußerlich bei Berührung aber kalt; trotzdem möchten Sie sich nicht zudecken.

China

Schwitzen gefolgt von Kälte, dann Hitze und Durst. Zuerst ist Ihnen kalt, dann heiß mit anschließendem Durst. Im Bett sind Sie schweißgebadet.

Hepar sulphuris

Schwitzen am ganzen Körper – klebrig und sauer riechend. Sie sind schweißgebadet, der Schweiß riecht sauer und ist klebrig. Sie sind reizbar.

Lachesis

Sie erwachen mit einer Hitzewallung und schwitzen. Schweiß vor allem am Nacken und unter den Armen.

 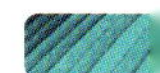

Lycopodium

Erwachen gegen 3–4 Uhr morgens mit Kältegefühl, dann Schwitzen. Sie haben Schüttelfrost und kalten Schweiß, der nach Zwiebeln riecht.

Mercurius

Erschöpfendes Schwitzen im Wechsel mit Kälteschauern. Schweißausbrüche und Kälteschauer wechseln sich ab. Beim Schwitzen ist Ihnen abwechselnd heiß und kalt. Der Schweiß ist klamm, kann sehr unangenehm riechen und die Bettwäsche gelb färben.

Sepia

Nachtschweiß während der Wechseljahre. Wegen der Wechseljahre haben Sie Hitzewallungen und schwitzen nachts. Der Schweiß fühlt sich an, als würden Sie mit heißem Wasser übergossen.

Sulphur

Extreme Hitzewallungen am ganzen Körper. Sie schwitzen sehr stark, der Schweiß riecht nach Schwefel. Im Schlaf strecken Sie die Füße unter der Bettdecke hervor.

Schlafapnoe

Bei der Schlafapnoe setzt die Atmung im Schlaf immer wieder aus. Dazu gehören auch lautes Schnarchen und eine unruhige Nachtruhe. Am nächsten Tag sind Sie müde und erschöpft.

VORSICHT

Eine Schlafapnoe muss professionell behandelt werden, wenn die Symptome länger als eine Woche anhalten oder sehr schwerwiegend sind. Eine Schlafapnoe bei Kindern erfordert immer eine ärztliche Behandlung.

Carbo vegetabilis

Schlafapnoe – muss sich im Bett aufsetzen. Sie müssen sich im Bett aufsetzen oder anlehnen. Nehmen Sie vor dem Schlafengehen eine C30-Potenz ein, bis zu fünf Tage lang. Bitte begeben Sie sich in ärztliche Behandlung, wenn die Symptome länger als eine Woche anhalten.

Lachesis

Schlafapnoe – muss auf der rechten Seite schlafen. Sie können nicht auf der linken Seite schlafen. Sie fahren im Schlaf auf, als würden Sie ersticken, und haben Albträume.

Sulphur

Schlafapnoe – will auf der linken Seite schlafen. Sie wachen aus der Apnoe auf, weil Sie Erstickungsgefühle haben. Sie lachen u. U. im Schlaf und haben Albträume, wenn Sie auf dem Rücken schlafen. Sie schlafen am liebsten auf der linken Seite.

Schlafstörungen

Schlafstörungen können eine Vielzahl von Ursachen haben. Dazu zählen schlaflose Nächte genauso wie Menschen, die unruhig schlafen und nachts häufig oder immer zur gleichen Zeit aufwachen.
Pflanzliche Mittel und Blütenessenzen wirken beruhigend und können vor dem Schlafengehen eingenommen werden. Bei chronischen Schlafstörungen sollten Sie sich an einen professionellen Homöopathen wenden.
Die Zeit, zu der Sie nachts aufwachen, kann ein Hinweis für das passende Mittel sein.

Arsenicum

Schlaflosigkeit zwischen Mitternacht und 1 Uhr morgens. Sie sind unruhig und panisch. Selbst Ihre Träume sind angsterfüllt.

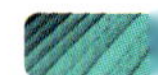

Cocculus

Übermüdet – das Mittel für alle, die sich zu viel kümmern. Dieses Mittel ist gut für Menschen, die mehrere Nächte hintereinander nicht schlafen können (wegen Kummer oder weil sie jemanden pflegen müssen). Sie sind übermüdet und erschöpft, können aber nicht schlafen.

Coffea

Die Gedanken drehen sich. Sie können vor Aufregung nicht schlafen, die Gedanken drehen sich im Kopf. Selbst leise Geräusche wecken Sie auf.

Kalium carbonicum

Schlaflosigkeit von 2 bis 4 Uhr morgens. Ungefähr vier Stunden nach dem Einschlafen wachen Sie wieder auf. Muskelzuckungen.

Lycopodium

Schlaflosigkeit nach 4 Uhr morgens. Nach dem Aufwachen können Sie nicht mehr einschlafen und dösen unruhig vor sich hin, bis der Wecker klingelt. Tagsüber sind Sie dann wie benommen. Sie schrecken aus dem Schlaf hoch oder wachen mit Hunger auf.

Nux vomica

Schlaflosigkeit zwischen 3 und 5 Uhr morgens. Sie können nicht schlafen, weil Sie an die Arbeit denken müssen, die Ihnen Sorgen bereitet. Vielleicht haben Sie auch zu viel getrunken.

Sulphur

Schlaflosigkeit zwischen 3 und 5 Uhr morgens, vor allem gegen 5 Uhr. Sie lachen im Schlaf und haben Albträume, wenn Sie auf dem Rücken schlafen. Sie schlafen am liebsten auf der linken Seite.

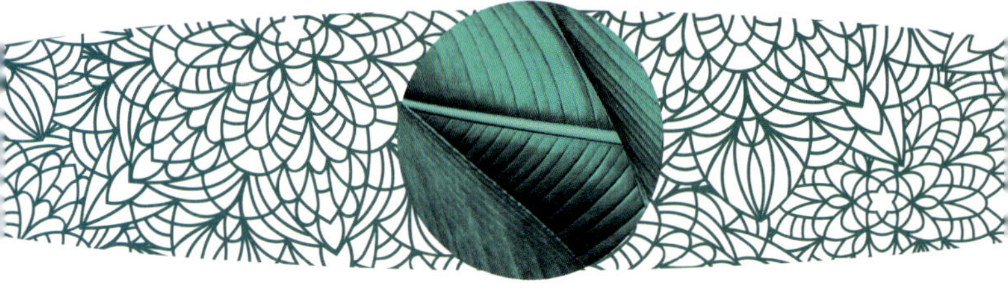

Speziell für Kinder

Die Homöopathie ist eine energetisch-dynamische Therapieform, die für Kinder und Erwachsene geeignet ist. Dosierungsangaben und Arzneimittel sind für alle gleich.

DOSIERUNG:

Im Notfall:	Ein bis zwei Kügelchen alle 10 bis 15 Minuten, bis die Person sich wieder stabilisiert hat – bis zu sechsmal hintereinander.
Akute Beschwerden:	Ein bis zwei Kügelchen alle zwei Stunden – bis zu sechsmal hintereinander.
Weniger akute Beschwerden:	Ein bis zwei Kügelchen dreimal täglich – maximal sieben Tage lang. *Sollten die Beschwerden hartnäckig sein oder schlimmer werden, müssen Sie mit dem Kind den Arzt aufsuchen.*
Potenz:	Wir empfehlen, alle Mittel in diesem Kapitel als C30-Potenz einzunehmen.

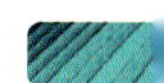

Alle in diesem Buch beschriebenen Arzneimittel können von Erwachsenen und Kindern eingenommen werden. Sollte ein Beschwerdebild nicht in diesem Kapitel angesprochen werden, können Sie es in einem anderen Kapitel nachschlagen. Die Dosierungsanleitung bleibt in allen Fällen gleich.

Kinder können von Geburt an homöopathisch behandelt werden. Wir haben ein Kapitel speziell für Kinder geschrieben, um Ihnen die Wahl des passenden Mittels für Ihr Kind zu erleichtern.

Es ist wichtig, dass Sie Ihre Wahl aufgrund des Hauptsymptoms treffen. Wenn Ihr Kind also hauptsächlich über Halsschmerzen klagt, suchen Sie das passende Mittel im entsprechenden Kapitel.

Für Säuglinge und Babys können die Kügelchen zwischen zwei Teelöffeln zerrieben und anschließend als Pulver oder in Wasser (Mineralwasser oder abgekochtes Leitungswasser) aufgelöst gegeben werden.

Im Rahmen dieses Buches wird die Selbstbehandlung kleiner Beschwerden beschrieben, die zum Alltag einer Familie gehören. Bei ernsten Erkrankungen und Notfällen muss Ihr Kind von einem Arzt behandelt werden. In den unten aufgeführten Notfällen müssen Sie Ihr Kind dringend zum Arzt bringen.

VORSICHT

Geben Sie Ihr Kind sofort in ärztliche Behandlung, wenn es:

- *anhaltendes oder sehr hohes Fieber hat*
  39 °C bei einem 3 bis 6 Monate alten Kind
  40 °C bei einem älteren Kind
- *hartnäckiges Erbrechen oder anhaltenden Durchfall hat*

Bringen Sie Ihr Kind sofort in ein Krankenhaus, wenn es:

- *bewusstlos wird*
- *schlaff wird ODER steif ist und zuckt*
- *nicht auf Ihre Stimme reagiert*
- *zum ersten Mal einen Fieberkrampf oder Anfall hat*
- *schnell atmet oder Atemnot hat*
- *den für eine Hirnhautentzündung oder Blutvergiftung typischen Hautausschlag oder irgendein anderes Anzeichen dieser Krankheiten hat*
  Die Symptome können Sie im Kapitel **Fieber** *unter* **Vorsicht** *nachlesen.*

Diese lebensbedrohlichen Zustände können sich sehr schnell verschlimmern und müssen notärztlich versorgt werden. Bitte bedenken Sie, dass Babys und Kinder unter fünf Jahren vielleicht kein hohes Fieber haben und nicht unter Nackensteifigkeit leiden oder lichtempfindlich sind. Diese Symptome treten oft nur bei Erwachsenen auf. Hören Sie auf Ihr Bauchgefühl und bringen Sie Ihr Kind sofort zum Arzt, wenn Sie sich Sorgen machen.

Bei Säuglingen müssen Sie auch auf folgende Symptome achten:

- *hohes, durchdringendes Schreien mit Reizbarkeit*
- *eine Wölbung am weichen Teil des Scheitels*
- *blaue oder marmorierte Haut oder ausgeprägte Blässe*
- *das Kind ist lethargisch und stiert vor sich hin*

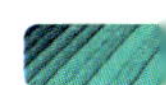

Das Baby nach der Geburt

Babys reagieren schnell und gut auf eine homöopathische Behandlung. *Arnica* und *Aconitum* sind zwei sehr nützliche Mittel für Mutter und Kind in der Zeit nach der Geburt. *Arnica* hilft bei körperlichem Trauma und Blutergüssen, und *Aconitum* wirkt auf den emotionalen Schock und bei Ängsten.

Wenn das Baby eine traumatische Geburt hinter sich hat, geben Sie am besten zuerst *Arnica* – maximal drei Gaben in stündlichem Abstand. Wenn das Baby zusätzlich sehr ängstlich und unruhig wirkt, können Sie ihm auch *Aconitum* geben, mit der gleichen Dosierung wie bei *Arnica*. Eine genaue Beschreibung der Arzneimittel für die Mutter nach der Entbindung finden Sie im Kapitel ***Schwangerschaft, Geburt, Stillzeit***.

Arnica

Babys, die bei der Geburt Blutergüsse oder Schwellungen davontragen. Blutergüsse können nach einer langen Geburt oder Zangengeburt auftreten. *Arnica* hilft dem Baby, sowohl den körperlichen Schock zu überwinden als auch das Geburtstrauma zu verarbeiten. Es lindert Wundheit und blaue Flecken. Es reduziert auch das Zittern, unter dem viele Frauen nach der Geburt leiden und stillt Blutungen.

Aconitum

Emotionaler Schock nach einer traumatischen Geburt. Nach einer besonders traumatischen Geburt wird dieses Mittel den emotionalen Schock lindern. Es hilft bei Angstzuständen und ist gut für Babys, die nach der Geburt reanimiert werden mussten.

Bettnässen

Diese Beschwerde tritt häufig in Übergangsphasen auf, wie z. B. zu Beginn der Kindergartenzeit oder bei der Einschulung. Bettnässen ist ein komplexes Thema und nicht zur Selbstbehandlung geeignet. Sprechen Sie mit einem erfahrenen Therapeuten.

Beschneidung

Die chirurgische Entfernung von Teilen der Vorhaut gehört zum Alltag einer kinderchirurgischen Praxis. Folgende Mittel können die Wundheilung fördern und Blutergüsse minimieren.

Arnica

Für den körperlichen Schock nach dem Eingriff. *Arnica* fördert die Wundheilung und lindert den körperlichen Schock.

Staphisagria

***Folgt gut auf* Arnica.** Geben Sie dieses Mittel im Anschluss an *Arnica*, damit der Schnitt und die emotionale Wunde gut verheilen können. Am besten drei Tage lang zwei- bis dreimal täglich einnehmen.

Bindehautentzündung

Die Bindehaut ist gerötet und entzündet. Das Kind hat eventuell Schmerzen, weil das Auge brennt oder kratzt und juckt.

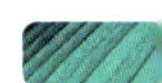

Aconitum

Die Bindehaut ist gerötet. An dieses Mittel sollte man zuerst denken. Die Bindehaut ist stark gerötet, schmerzt und das Auge reagiert empfindlich auf Licht.

Euphrasia

Gefühl von Gries im Auge. Blinzelt, um Absonderungen auszuwaschen. Das Kind hat reichlich heißen und brennenden Tränenfluss, ein Gefühl von Grieß/Sand im Auge und Eiter im inneren Augenwinkel. Euphrasia heißt so viel wie „Augentrost“. Das Kind muss blinzeln, um den Eiter aus dem Auge zu waschen.

Pulsatilla

Der Favorit für Augenbeschwerden bei Kindern. Die Augenlider jucken und brennen, mit dicken, gelben oder grünlichen Absonderungen, die schlecht riechen. Grieß- oder Sandgefühl im Auge. Das Kind ist tendenziell anhänglich.

Blähungen und Kolik

Während des Stillens und beim Weinen schlucken viele Babys Luft. Koliken treten in der Regel ein paar Wochen nach der Geburt auf und bleiben mehrere Monate. Das Baby ist untröstlich, weint und bringt seine Eltern mit dem Geschrei an den Rand der Verzweiflung. Manchmal tritt die Kolik immer zur gleichen Tages- oder Nachtzeit auf, ohne erkennbaren Grund.

Chamomilla

Die Blähungen machen das Baby reizbar und zornig. Der Bauch ist aufgebläht und vielleicht hat das Baby eine gerötete Wange. Der Abgang von Wind hilft nicht, aber Wärme lindert. Wahrscheinlich zahnt das Baby

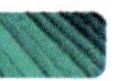

auch. Babys, die *Chamomilla* brauchen, beruhigen sich nur, wenn sie ständig auf dem Arm getragen oder im Auto umhergefahren werden. Wässriger Durchfall, der an gehackten Spinat erinnert und wie faulige Eier riecht.

Colocynthis

Das Baby krümmt sich während der Kolik vor Schmerz. Wählen Sie dieses Mittel aus, wenn Sie merken, dass sich die Bauchkrämpfe Ihres Babys bessern, wenn Sie auf den Bauch drücken. Das Kind ist unruhig und gereizt. Der Abgang von Wind bringt etwas Erleichterung.

Nux vomica

Babys mit Kolik – Stuhldrang, muss drücken, Drang zu erbrechen. Das Baby versucht sich zu übergeben, aber es kommt nichts. Auch der Stuhldrang bleibt vergeblich. Das Baby reagiert überempfindlich auf Licht, Geräusche und sogar auf Berührung. Nach dem Essen ist es schlimmer. Gestillte Kinder reagieren empfindlich, wenn die Mutter etwas Reichhaltiges oder stark Gewürztes isst.

Pulsatilla

Der Bauch des Kindes ist nach der Mahlzeit aufgebläht und rumort. Durchfall und Verstopfung wechseln sich ab. Der Stuhlgang ist immer anders, es gibt keine gleichbleibende Konsistenz oder ein Muster. Das Kind ist u. U. sehr anhänglich.

Schüßler-Salz: Magnesium phosphoricum

Das Baby hat Bauchkrämpfe. Wärme tut immer gut, ganz gleich ob durch eine Wärmflasche oder ein warmes Getränk. Das Kind krümmt sich vor Schmerzen, reagiert aber positiv, wenn man leicht auf den Bauch drückt.

Geben Sie alle halbe Stunde zwei Tabletten trocken auf die Zunge, in maximal vier Gaben. Sie können auch zwei Tabletten in ca. 300 ml warmem Wasser auflösen und dem Kind in der gleichen Dosierung schluckweise zu trinken geben.

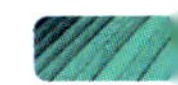

Fieber

Die normale Körpertemperatur liegt bei ca. 37 °C. Mithilfe eines Fiebers versucht der Körper, eine Infektion zu bekämpfen.
Wenn Ihr Kind Fieber hat, sollten Sie die Warnsignale kennen, die Ihnen zeigen, dass Ihr Kind zum Arzt muss. Siehe dazu im ***Vorsicht***-Kästchen am Anfang des Kapitels ***Speziell für Kinder***. Setzen Sie immer auf Ihren gesunden Menschenverstand.
Zu den häufig angezeigten Fiebermitteln für leichtes Fieber ohne Komplikationen gehören:

Aconitum

Beim ersten Anzeichen eines Fiebers. Das Fieber kommt plötzlich. Als mögliche Ursache kommt kalter Wind infrage. Das Kind ist unruhig und ängstlich mit trockener, brennender Haut und Durst auf kaltes Wasser. Ihm geht es abends und um Mitternacht herum schlechter.

Arsenicum

Fieber mit großer Unruhe, Nervosität und Angst. Das Kind friert erbärmlich und möchte warm eingepackt sein, außer am Kopf. Es will nicht alleingelassen werden, ihm geht es zwischen 1 und 3 Uhr morgens schlechter. Es hat Durst, will aber nur Wasser in kleinen Schlucken trinken.

Belladonna

Der Favorit für Fieber bei Kindern. Das Kind hat ein pulsierendes Fieber mit hochrotem Gesicht und roten Ohren. Die Haut ist trocken und rot, man kann die Hitze förmlich spüren. Die Mandeln sind geschwollen und die Drüsen im Magen schmerzen. Das Kind hat während des Fiebers Halluzinationen und sieht schreckliche Monster.

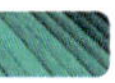

Ferrum phosphoricum

Nützlich in den ersten Stadien eines Fiebers, das sich langsam entwickelt. Das Kind fühlt sich schwach, ist empfindlich und friert. Das Fieber ist nicht so hoch wie bei *Belladonna* und die Haut nicht so rot.

Gelsemium

Fieber mit Schwäche und Kälteschauern im Rücken. Das Kind klagt, es habe keine Kraft, und die Muskeln schmerzten. Die Augenlider hängen herunter und das Kind sieht benommen aus. Es zittert, hat aber keinen Durst.

Mercurius

Hitziges Fieber im Wechsel mit reichlich kaltem Schweiß. Die Temperatur des Kindes ist sehr instabil. Ihm ist abwechselnd heiß und kalt. Es hat einen unstillbaren Durst auf kaltes Wasser und einen metallischen Geschmack im Mund. Mundgeruch und Speichelfluss, der das Kissen gelblich-braun färbt.

Pyrogenium

Hohes Fieber mit Gliederschmerzen. Das Kind hat Schmerzen am ganzen Körper und ist unruhig. Der Schüttelfrost beginnt zwischen den Schulterblättern und breitet sich aus. Das Gesicht ist dunkelrot, dem Kind wird und wird nicht warm.

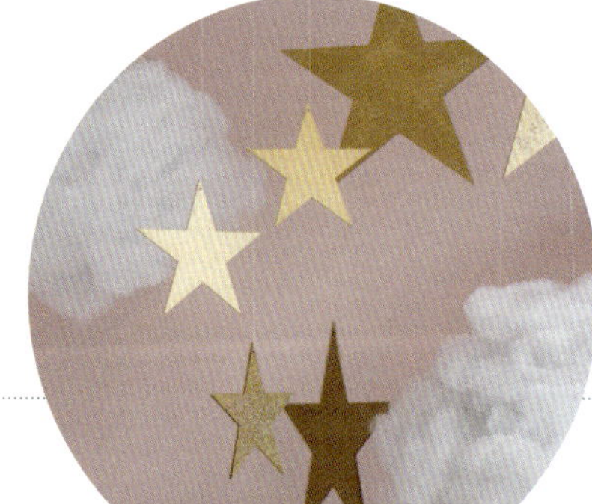

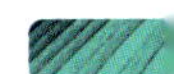

Halsentzündung

Siehe auch unter ‚*Hals*'.

Halsschmerzen sind oft Vorboten einer Erkältung, einer Mandelentzündung (die sehr schmerzhaft sein kann) oder von einem anderen schweren Infekt. Das Thema Halsentzündung wird in einem separaten Kapitel (‚*Hals*') behandelt.

Bei anhaltenden Halsschmerzen sollten Sie professionelle Hilfe in Anspruch nehmen. In der Zwischenzeit können Sie für ausreichend Ruhe und Flüssigkeitszufuhr sorgen und dem Kind Nahrungsmittel zu essen geben, die es gut schlucken kann.

Husten, Erkältungen, pfeifende Atmung

Siehe auch unter ‚*Husten, Erkältungen, pfeifende Atmung*'.

Kopfläuse

Bei immer wieder auftretenden Kopfläusen sollten Sie mit einem professionellen Homöopathen sprechen.

Staphisagria

Der Favorit bei Kopfläusen.

Das können Sie auch probieren:

Ätherisches Lavendel- und Teebaumöl

Mischen Sie 15 Tropfen Teebaumöl und 5 Tropfen Lavendelöl in ein Träger-Öl oder in Alkohol und kämmen Sie mit dieser Mischung das Haar. Die Mischung wird zweimal täglich – morgens und abends – drei Tage hin-

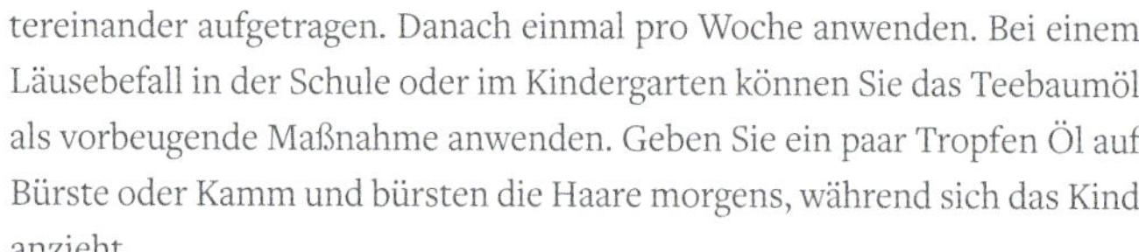

tereinander aufgetragen. Danach einmal pro Woche anwenden. Bei einem Läusebefall in der Schule oder im Kindergarten können Sie das Teebaumöl als vorbeugende Maßnahme anwenden. Geben Sie ein paar Tropfen Öl auf Bürste oder Kamm und bürsten die Haare morgens, während sich das Kind anzieht.

Milchschorf

Viele neugeborene Babys haben Milchschorf mit den typischen weißen oder gelblichen, schuppigen Flecken auf der Kopfhaut.

Calcarea carbonica

Feuchter Milchschorf, der sauer riecht. Der Schorf ist abwechselnd trocken und verkrustet oder feucht und nässend. Die betroffenen Hautpartien sind geruchlos oder riechen sauer.

Lycopodium

Milchschorf hinter den Ohren. Denken Sie an dieses Mittel, wenn sich der Milchschorf von der Kopfhaut bis hinter die Ohren erstreckt. Die Haut ist trocken und ohne Anzeichen einer Entzündung.

Das können Sie auch probieren:

Calendula-, Mandel-, Oliven- oder geröstetes Sesamöl

Massieren Sie das Öl abends vor dem Schlafengehen in die Kopfhaut ein und waschen Sie es am folgenden Morgen mit einem sanften Shampoo wieder ab.

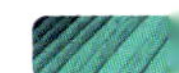

Ohrenschmerzen

Ohrenschmerzen gehören bei vielen Kindern fast schon zu den Alltagserkrankungen, die ein oder beide Ohren betreffen können. Die Schmerzen können anhaltend sein oder kommen und gehen.

Aconitum

Der Favorit bei Ohrenschmerzen nach kaltem Wind. Mittel der Wahl bei Ohrenschmerzen, die plötzlich auftreten und mit starken Schmerzen und hohem Fieber einhergehen. Das Ohr kann stark gerötet sein. Ohrenrauschen oder Druckgefühl im Ohr.

Belladonna

Die Ohren sind heiß, rot und empfindlich, mit pochenden Schmerzen. Das Kind hat ein hochrotes und trockenes Gesicht, so heiß, dass man die Hitze spüren kann. Der Infekt ist meist rechtsseitig und wird nachts schlimmer.

Chamomilla

Ohrenentzündung mit unerträglichen Schmerzen. Das Kind schreit vor Schmerz. Das Ohr reagiert empfindlich auf Kälte, dem Kind geht es besser, wenn es in eine warme Decke eingewickelt wird. Das Kind wird berichten, dass die Schmerzen schlimmer werden, wenn man das Ohr berührt oder der Wind darauf bläst.

Ferrum phosphoricum

Ohrenschmerzen in den ersten Stadien der Entzündung. Gut in den ersten Stadien der Entzündung. Verhindert, dass sich der Infekt weiterentwickelt.

Hepar sulphuris

Ohrenschmerzen, die empfindlich auf Wind, frische Luft und Geräusche reagieren. Das Kind wacht eventuell nachts schreiend auf und kann nicht beruhigt werden. Die Schmerzen sind fast so schlimm wie bei Chamomilla, der Unterschied besteht darin, dass das Kind in Ruhe gelassen und nicht angefasst werden möchte. Es friert und ist sehr reizbar. Schlecht riechende, käsige Absonderungen aus dem Ohr. Die Schmerzen können von einem auf das andere Ohr ausstrahlen.

Mercurius

Ohrenschmerzen, die von den Ohren zu den Zähnen ausstrahlen. Dicke, gelblich-grüne Absonderungen aus dem Ohr, das Kind hat das Gefühl, es laufe kaltes Wasser aus dem Ohr. Auffallend ist, dass die Schmerzen im warmen Bett schlimmer werden.

Pulsatilla

Pulsierende Ohrenschmerzen, schlimmer nachts und hauptsächlich rechts. Das Ohr des Kindes fühlt sich verstopft an. Dicke, gelbe Absonderungen mit Hörverlust. Das Kind ist anhänglich, weinerlich und will nicht allein gelassen werden.

Silicea

Ohrenschmerzen mit Juckreiz – entwickeln sich langsam. Das Mittelohr ist wund und das Kind steckt den Finger ins Ohr oder drückt auf das Ohr. Das Ohr fühlt sich verstopft an und ploppt beim Gähnen. Oft linksseitig, mit Geräuschempfindlichkeit und Ohrensausen oder Zischen. Die Beschwerden entwickeln sich langsam.

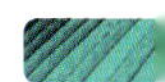

Pseudokrupp

Pseudokrupp ist eine Infektionskrankheit, die die Atemwege blockiert und dadurch den typischen bellenden Husten verursacht. Vor allem sehr kleine Kinder sind betroffen. *Aconitum* sollte als Erstes gegeben werden, vor allem, wenn der Husten um Mitternacht beginnt. Sobald die akute Phase vorüber ist, können Sie nach *Aconitum* je nach Symptomenlage *Hepar sulphuris* oder *Spongia* geben.

Aconitum

Der Favorit in den frühen Stadien eines Pseudokrupps. Beginnt oft plötzlich um Mitternacht. Das Kind hat einen trockenen, bellenden Husten, hat große Angst, ist unruhig und muss sich beim Atmen sehr anstrengen. Auslöser kann ein Aufenthalt in kaltem, trockenem Wind gewesen sein. Das Fieber steigt plötzlich an, mit Durst auf kaltes Wasser.

Hepar sulphuris

Pseudokrupp mit rasselndem, lockerem Husten und erstickendem Schleim. Das Kind muss sich beim Husten aufsetzen und den Kopf nach hinten legen. Es friert stark und kalte Getränke machen den Husten schlimmer. Eventuell begleitet von Halsschmerzen und stechenden Schmerzen in den Ohren.

Spongia

Bei fortgeschrittenem Pseudokrupp. Dieses Mittel wird aus einem Meeresschwamm gewonnen. Das Kind hört sich an, als würde es durch einen trockenen Schwamm atmen oder hätte einen Kloß im Hals. Die Atmung ist pfeifend, die Brust brennt, der Husten ist bellend und erinnert an das Geräusch einer Säge beim Holzschneiden. Beim Einatmen muss das Kind die Bauchmuskeln zur Hilfe nehmen. Der Schleim kann nur mit Mühe abgehustet werden. Warme Getränke bessern.

Reisekrankheit

Viele Kinder sind von Reisekrankheit betroffen. Homöopathische Mittel können die Symptome lindern. Weitere Informationen finden Sie im Kapitel *‚Auf Reisen‘*.

Tabacum

Der Favorit bei Reisekrankheit. Das Kind ist kreidebleich, kalt, klamm und leidet unter starker Übelkeit. Es muss sich bei der geringsten Bewegung (Auto, Schiff) übergeben. Wegen der Übelkeit hat es den ständigen Drang zu erbrechen. An der frischen Luft geht es ihm besser.

Cocculus

Reisekrankheit mit Übelkeit und Erschöpfung. Selbst der Anblick von Speisen löst Übelkeit aus. Das Kind ist erschöpft und möchte sich hinlegen.

Nux vomica

Reisekrankheit mit Würgereiz und Reizbarkeit. Das Kind muss würgen, kann sich aber nicht übergeben. Es friert.

Schlafstörungen

Holen Sie sich fachlichen Rat, wenn Ihr Kind schon länger nicht gut schläft oder gar unter chronischen Schlafstörungen leidet.

Aconitum

Schwierigkeiten beim Ein- und Durchschlafen. Das Kind ist unruhig, nervös und ängstlich. Fast panisch wälzt es sich im Bett hin und her.

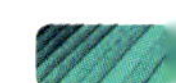

Argentum nitricum

Große Unruhe vor der Schlafenszeit. Impulsive Kinder, die immer in Eile sind. Der Schlaf wird von Angstträumen unterbrochen. Besonders in warmen Räumen fällt ihnen das Einschlafen sehr schwer.

Arsenicum

Unruhig und ängstlich, ruft ständig nach den Eltern. Das Kind ist ängstlich und ruft nach den Eltern, die ihm helfen sollen. Es friert und hat Durst und möchte warm eingepackt sein.

Chamomilla

Ist müde, wehrt sich aber gegen das Einschlafen. Das Kind fühlt sich kurzzeitig wohler, wenn es getragen und geschaukelt wird. Es strampelt im Schlaf die Bettdecke weg, stöhnt und zuckt. Das Kind verlangt nach Dingen, die es aber wieder ablehnt, wenn man sie ihm anbietet.

Kalium phosphoricum

Schreckt nachts aus dem Schlaf und kann nicht wieder einschlafen. Das Kind wacht schreiend auf, hat Angst und ist schreckhaft und unruhig. Rastlose Füße. Das Kind macht sich Sorgen, nicht nur wegen den Albträumen, sondern auch um das, was tagsüber alles passiert ist.

Nux vomica

Kann nicht schlafen, ist hyperaktiv und übererregt. Diese Kinder haben Kummer, sind reizbar und träumen meist von der Schule oder von Streit und Kämpfen. Sie reagieren gereizt und überempfindlich auf Störungen, Berührungen, Geräusche, Licht und Gerüche. Sie wachen zwischen 3 und 4 Uhr morgens auf und können nur schwer wieder einschlafen.

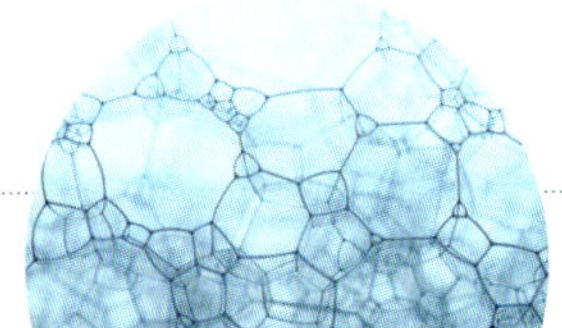

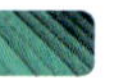

Pulsatilla

Anhänglich, wollen nicht mehr zurück in ihr Bett. Das Kind will nicht mehr ins Bett, sondern bei den Eltern bleiben. Es kann nach einer aufregenden Gute-Nacht-Geschichte oder nach aufwühlenden Ereignissen nicht einschlafen. Es hat Angst vor der Dunkelheit, will nicht allein bleiben und kommt mitten in der Nacht in das Bett der Eltern. Im Kinderzimmer muss Licht brennen. Das Kind lässt sich gern in den Schlaf wiegen, strampelt nachts die Bettdecke weg und wacht dann auf, weil es ihm zu kalt ist.

Stramonium

Wacht voller Schreck auf, klagt über Monster. Das Kind erwacht mit großem Schreck aus dem Schlaf und sagt, es habe Monster, Gespenster oder schreckliche Tiere gesehen.

Verklebte Augen

Eine leichte Augenentzündung mit gelblichen Absonderungen und verkrusteten Augen tritt bei neugeborenen Babys besonders häufig auf. Bei älteren Kindern können diese Symptome Anzeichen für eine Bindehautentzündung (siehe oben) oder einen verstopften Tränenkanal sein. Spülen Sie die Augen Ihres Kindes mehrmals am Tag mit einer sterilen Kompresse und kaltem, abgekochtem Wasser aus. Dabei sollten Sie von innen nach außen wischen. Benutzen Sie für jedes Auge eine neue Kompresse und entsorgen Sie diese anschließend.

Argentum nitricum

Augenlider und Augenwinkel sind entzündet und rot. Die Augenlider kleben zusammen, mit übelriechenden und gelben Absonderungen. Die Augen sind sehr lichtempfindlich.

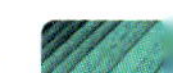

Calcarea carbonica

Verklebte Augenlider, vor allem morgens. Die Augen tränen und das Kind hat Symptome, die an eine Erkältung erinnern.

Pulsatilla

Verklebte Augen mit weiß-gelben und milden Absonderungen. Die Augen jucken abends besonders stark, das Kind muss ständig reiben.

Für die Augenspülung:

Euphrasia-Tinktur

Verdünnen Sie 1 bis 2 Tropfen in 50 ml kaltem, abgekochtem Wasser.

Meersalz

Ein Teelöffel aufgelöst in einem Glas kaltem, abgekochtem Wasser.

Kamillentee oder Kamillenteebeutel

Kann abgekühlt auf die Augen gelegt werden; beruhigt die Augen und fördert die Heilung.

Verstopfung und Durchfall

Siehe auch im Kapitel ‚***Verdauung***'.

VORSICHT *Bitte achten Sie IMMER darauf, dass Ihr Kind besonders bei Durchfall genügend Flüssigkeit zu sich nimmt.*

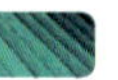

Arsenicum

Der Favorit bei Durchfall durch Lebensmittelvergiftung oder Magen-Darm-Infekt. Das Kind hat schmerzlosen, wässrigen Stuhlgang, der schlecht riecht. Es verliert viel Flüssigkeit und droht zu dehydrieren. Das Kind ist unruhig, müde und schwach, mit kalten Händen und Füßen. Es muss sich warm einwickeln. Warme Getränke tun gut. Das Kind hat großen Durst, trinkt aber nur kleine Schlucke. Durchfall und Erbrechen können gleichzeitig auftreten. Brennende Bauchschmerzen und brennender Stuhlgang, der den After reizt.

Chamomilla

Der Favorit bei Durchfall während der Zahnung. Der Stuhl riecht nach faulen Eiern, ist schleimig, wässrig und grün. Der Bauch ist aufgebläht und der Abgang von Wind macht es nicht besser. Wärme hilft. Das Kind ist reizbar.

Ipecacuanha

Durchfall mit starker Übelkeit und Erbrechen. Ungewöhnlich ist eine reine Zunge (normalerweise gelblich oder weiß belegt). Die Übelkeit bessert sich nach dem Erbrechen nicht.

Mercurius

Heftiger, sauer riechender Durchfall. Der Stuhl riecht sauer, ist schleimig und eventuell auch blutig. Das Kind hat vor, während und nach dem Stuhlgang Schmerzen.

Podophyllum

Reichlicher und schwallartiger Durchfall. Schaumiger Durchfall mit gurgelndem Geräusch. Auch während der Zahnung.

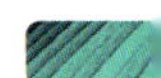

Pulsatilla

Durchfall und Verstopfung wechseln sich ab. Der Stuhlgang ist immer anders, es gibt keine gleichbleibende Konsistenz oder ein Muster. Das Kind ist u. U. sehr anhänglich.

Windeldermatitis

Dieser Hautausschlag wird durch den Kontakt mit Urin oder Kot verursacht, der den natürlichen Fettschutz der Haut durchbricht. Die betroffene Stelle wird rot, fleckig, wund und kann nässen. Die Haut juckt, sticht oder brennt und wird äußerst schmerzhaft, wenn sich offene Wunden bilden. Wechseln Sie in diesem Fall die Windel öfter und lassen die Haut gründlich trocknen. Lassen Sie Ihr Baby so viel Zeit wie möglich ohne Windel verbringen.

Cantharis

Windeldermatitis mit scharfem Urin. Die Haut ist rot und roh. Der Urin brennt und sticht an der Haut.

Rhus toxicodendron

Windeldermatitis mit Blasen und Pickeln. Geben Sie dieses Mittel bei juckenden Hautausschlägen mit Bläschenbildung.

Das können Sie auch probieren:

Calendula

Tragen Sie die Creme oder Salbe direkt auf die Haut auf.

Würmer

Würmer, wie z. B. der Madenwurm, können hoch ansteckend sein und das Kind reizbar und unruhig werden lassen. Juckreiz am After ist oft das erste Anzeichen eines Wurmbefalls.

China

Der Favorit bei Würmern. Das Kind hat wahrscheinlich großen Hunger, ist schlecht gelaunt, knirscht mit den Zähnen und bohrt in der Nase.

Teucrium

Würmer mit Juckreiz am After, der vom Schlafen abhält. Das Kind ist auch nach dem Einschlafen sehr unruhig.

Zahnung

Mit ca. sechs Monaten kommen die ersten Zähne. Begleitend zum Zahndurchbruch können eine Reihe von Beschwerden auftreten, von leichtem Unwohlsein bis hin zu großen Schmerzen. Das Baby ist unter Umständen sehr anhänglich, reizbar und sabbert viel. Außerdem kann es unter Durchfall und Schlafstörungen leiden.

Aconitum

Zahnung mit Fieber. Das Baby fiebert und schreit, wälzt sich unruhig im Schlaf herum und kaut auf den Fäustchen.

Belladonna

Zahnung mit gerötetem, geschwollenem und schmerzendem Zahnfleisch. Das Baby ist unruhig, schreit, strampelt und beißt. Denken Sie an *Belladonna*, wenn der Favorit *Chamomilla* nicht hilft.

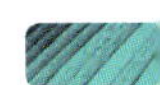

Calcarea carbonica

Späte Zahnung. Das Baby steckt die Finger in den Mund, um die Schmerzen zu lindern. Es wacht nachts schreiend auf und wälzt sich im Bett herum. Schweiß, Erbrochenes und Stuhl riechen sauer. Diese Babys neigen zu starkem Kopfschweiß.

Chamomilla

Der Favorit bei Zahnungsbeschwerden. Das Baby reagiert äußerst gereizt, ist zornig und will getragen werden. Typisch für diese Kinder ist, dass sie etwas haben möchten und es dann sofort wegwerfen, wenn man es ihnen anbietet. Das Kind hat u. U. grünlichen Durchfall, der nach faulen Eiern riecht.

Schüßler-Salz: Magnesium phosphoricum

Das Kind liegt mit angezogenen Beinen da. Wärme in jeglicher Form bessert, sei es ein warmes Getränk oder eine Wärmflasche. Das Kind krümmt sich vor Schmerzen. Geben Sie all halbe Stunde zwei Tabletten trocken auf die Zunge, in maximal vier Gaben. Sie können auch zwei Tabletten in ca. 300 ml warmem Wasser auflösen und dem Kind in der gleichen Dosierung schluckweise zu trinken geben.

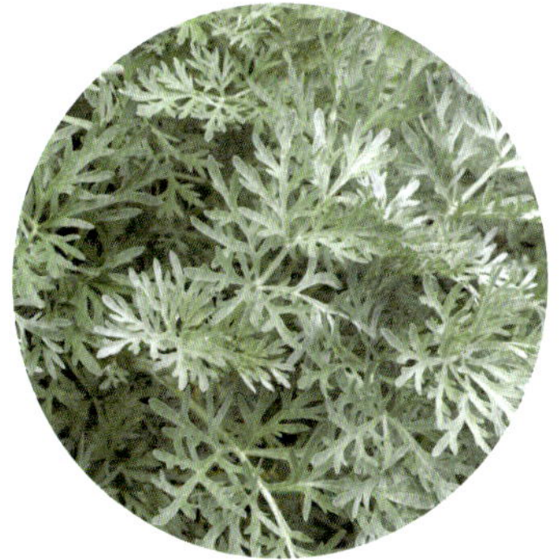

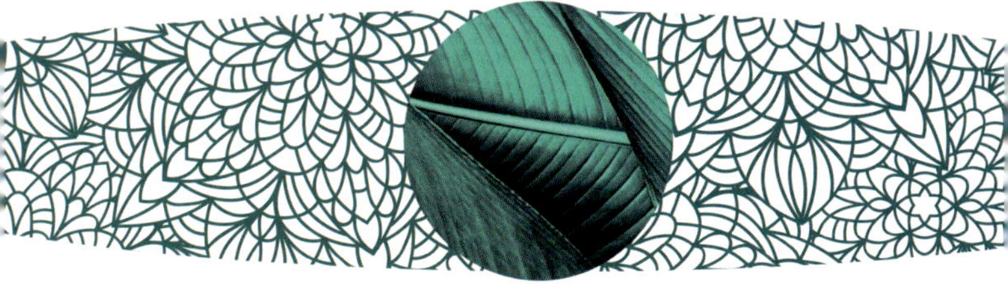

Speziell für Teenager

Homöopathische Mittel helfen bei Teenagern genauso gut wie bei Erwachsenen und Kindern. Bei besonderen Problemstellungen lesen Sie bitte auch unter *‚Kopfschmerzen‘*, *‚Menstruation‘*, *‚Nasenbluten‘* sowie *‚Knochenbrüche‘*, *‚Muskelzerrung‘* und *‚Verstauchungen und Verdrehungen‘* nach.

DOSIERUNG:

Im Notfall:	Ein bis zwei Kügelchen alle 10 bis 15 Minuten, bis die Person sich wieder stabilisiert hat – bis zu sechsmal hintereinander.
Akute Beschwerden:	Ein bis zwei Kügelchen alle zwei Stunden – bis zu sechsmal hintereinander.
Weniger akute Beschwerden:	Ein bis zwei Kügelchen dreimal täglich – maximal sieben Tage lang. *Sollten Ihre Beschwerden hartnäckig sein oder schlimmer werden, müssen Sie Ihren Arzt aufsuchen.*
Potenz:	Wir empfehlen, alle Mittel in diesem Kapitel als C30-Potenz einzunehmen.

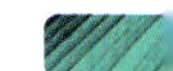

Akne

Akne ist ein großes Thema in der Pubertät und ist auf die enormen hormonellen Veränderungen zurückzuführen. Eine Akne-Behandlung kann sehr kompliziert werden und sollte deshalb immer von einem erfahrenen Homöopathen durchgeführt werden.

Gefühle

Wut

Während die Wut fast schon zum Teenageralter dazugehört, kann die Ursache manchmal auch auf einer tieferen Ebene zu finden sein. In diesen Fällen ist eine Begleitung durch einen erfahrenen Homöopathen ratsam, weil die Akutmittel hier meist nicht ausreichend helfen können.

Bryonia

Wut – will allein gelassen werden. Der Teenager ist reizbar, will in Ruhe gelassen werden und benimmt sich wie ein „Bär mit Brummschädel". Er ist kurz angebunden und blafft jeden an, der zu nahe kommt. Nach der Wut kommen oft Kopf- und Bauchschmerzen oder Atemwegsbeschwerden.

Chamomilla

Wut – ‚wehe ihr schaut mich an oder redet mit mir'. Der Teenager ist sehr temperamentvoll, überreizt und wirft mit Dingen um sich. Schlägt mit dem Kopf gegen die Wand.

Nux vomica

Wut – Widerspruch löst Wutanfälle aus. Diese Teenager leben für die Rebellion und regen sich über Kleinigkeiten auf. Sie können gewalttätig und ausfallend werden und nach einem Wutanfall nicht schlafen. Eventuell Obstipation und Magenübersäuerung.

Staphisagria

Unterdrückte Wut mit heftigen Ausbrüchen. Diese Teenager grübeln still über einem Problem vor sich hin und reagieren sensibel auf mögliche Beleidigungen. Sie können ihre Gefühle aber nicht dauerhaft unterdrücken und lassen sie in heftigen Wutanfällen raus. Unter Umständen werfen sie mit Dingen um sich, zittern vor Wut, werden heiser und haben nach den Anfällen ein schlechtes Gewissen.

Angst

Viele Teenager leiden unter Ängsten, die ihnen großen Kummer bereiten. Wenn Ihr Sohn/Ihre Tochter unter Angstzuständen leidet, lesen Sie bitte im Kapitel ***‚Emotionales Trauma‘*** und insbesondere unter ***‚Spezifische Ängste‘*** und ***‚Schreck‘*** nach.

Wachstumsschmerzen

Als Wachstumsschmerzen bezeichnet man das wunde oder pochende Gefühl in den Beinen, das während der Wachstumsphase auftreten kann. Die Schmerzen treten vor allem in den Oberschenkeln, in der Kniekehle und in den Waden auf. Es gibt keine spezifische medizinische Behandlung, aber diese homöopathischen Mittel können betroffenen Teenagern guttun.

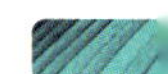

Calcarea phosphorica

Der Favorit bei Wachstumsschmerzen. Dieses Mittel hilft Teenagern, die einen Wachstumsschub haben, also ‚in die Höhe schießen'. Die Schmerzen in den Beinen oder an anderen Stellen sind ausschließlich auf das schnelle Wachstum zurückzuführen.

Causticum

Für Wachstumsschmerzen mit Steifheit. Bei Wachstumsschmerzen mit Steifheit in den Gelenken.

Das können Sie auch probieren:

Schüßler-Salz: Calcarea phosphorica

Speziell für Knochen und Zähne. Unterstützt den Körper während der Wachstums- und Entwicklungsphase.

Geben Sie dem Teenager für maximal zwei Wochen zwei- bis viermal täglich vier Tabletten trocken auf die Zunge. Wenn Sie die Tabletten noch länger geben möchten, sollten Sie zuerst mit einem Arzt oder einem professionellen Homöopathen sprechen.

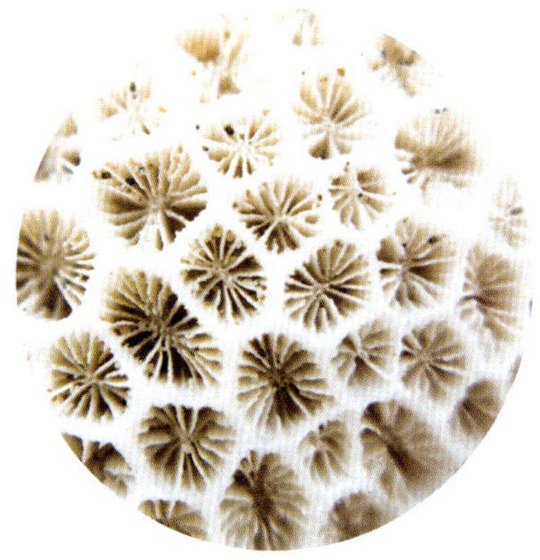

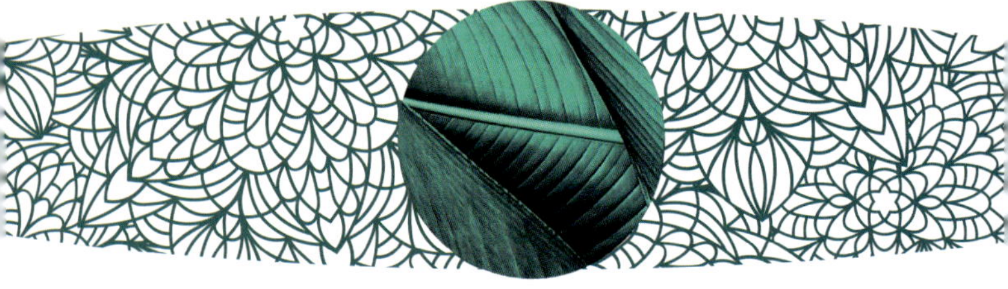

Speziell für Frauen

Schwangerschaft, Geburt und Stillen haben ein eigenes Kapitel. An dieser Stelle dreht sich alles um typische Frauenleiden wie Zystitis, Menstruationsbeschwerden und die Wechseljahre.
Für diese Beschwerden sollten Sie sich von einem professionellen Homöopathen behandeln lassen. Sie können es aber zuerst auch mit Selbsthilfe probieren.

DOSIERUNG:

Im Notfall:	Ein bis zwei Kügelchen alle 10 bis 15 Minuten, bis die Person sich wieder stabilisiert hat – bis zu sechsmal hintereinander.
Akute Beschwerden:	Ein bis zwei Kügelchen alle zwei Stunden – bis zu sechsmal hintereinander.
Weniger akute Beschwerden:	Ein bis zwei Kügelchen dreimal täglich – maximal sieben Tage lang. *Sollten Ihre Beschwerden hartnäckig sein oder schlimmer werden, müssen Sie Ihren Arzt aufsuchen.*
Potenz:	Wir empfehlen, alle Mittel in diesem Kapitel als C30-Potenz einzunehmen.

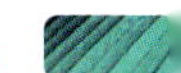

Menstruation

Wie bereits angemerkt sollten Sie anhaltende Beschwerden am besten professionell behandeln lassen.

Prämenstruelles Syndrom (PMS)

Die Tage vor der Monatsblutung können eine ganze Reihe von emotionalen und körperlichen Beschwerden auslösen – von Stimmungsschwankungen mit Reizbarkeit und Depressionen bis hin zu empfindlichen, schmerzenden Brüsten, Heißhungerattacken und Müdigkeit. Vielleicht fühlen Sie sich wie aufgebläht, sind launisch, weinerlich oder ungeschickt und reagieren auf alles gereizt. Lesen Sie folgende Liste durch und finden Sie das passende Mittel für Ihre individuellen PMS-Symptome.

Lachesis

PMS besser, wenn die Regelblutung einsetzt. Pulsierende Kopfschmerzen vor der Regelblutung. Sie fühlen sich, als wären Sie nicht ganz da. Die Kopfschmerzen sind wahrscheinlich auf der linken Seite und morgens beim Aufwachen schlimmer. Ihnen geht es besser, wenn die Regelblutung anfängt zu fließen. Sie können keine enge Kleidung tragen, besonders nicht am Hals.

Pulsatilla

PMS mit großer Empfindlichkeit gegen alles. Kleinigkeiten treffen Sie zutiefst. Sie wollen an die frische Luft, wo es Ihnen besser geht. Sie haben keinen Durst.

Sepia

PMS mit extremer Reizbarkeit. Sie sind von allen genervt und wollen nur noch weg. Sie müssen ständig beschäftigt sein. Gefühl, als würde die Gebärmutter nach unten ziehen; der Menstruationszyklus ist unregelmäßig. Sie fühlen sich emotionsarm.

Menstruationsschmerzen/-krämpfe

Bei Menstruationsschmerzen oder -krämpfen zieht sich die Gebärmutter zusammen. Die Schmerzen können schneidend sein oder sich wie wund anfühlen. Anhand der spezifischen Schmerzqualität können Sie das passende Mittel finden.

Chamomilla

Krämpfe, die an Wehen erinnern. Heftige Schmerzen, Sie sind wütend, untröstlich und würden am liebsten weinen; das Becken fühlt sich schwer an und zieht nach unten.

Colocynthis

Krämpfe – nach vorne krümmen hilft. Die Krämpfe werden durch Wärme und starken Druck (nach vorne krümmen) gebessert. Auch die Beine nach oben an den Bauch zu ziehen hilft.

Lachesis

Krämpfe mit Wut, Einsetzen der Blutung bessert. Sie haben Schmerzen und sind ungeheuer wütend. Sobald die Menstruation fließt, geht es Ihnen besser. Alle Symptome, von Rückenschmerzen bis hin zum Durchfall, werden besser, sobald die Regelblutung einsetzt. Die Symptome sind morgens beim Erwachen schlimmer. Sie mögen keine enge Kleidung, insbesondere nicht am Hals.

Magnesium phosphoricum

Der Favorit bei Menstruationskrämpfen. Die Schmerzen kommen wellenartig, vor oder während der Regelblutung. Ihnen geht es besser, wenn Sie mit angezogenen Beinen und einer Wärmflasche am Bauch im Bett liegen. Auch ein heißes Bad lindert die Schmerzen. Dieses Mittel ist *Colocynthis* ähnlich, aber hier werden die Krämpfe eher durch leichteren Druck besser.

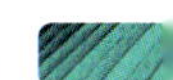

Pulsatilla

Krämpfe mit großer Empfindlichkeit gegenüber allem. Kleinigkeiten treffen Sie zutiefst. Sie sind launisch, lassen sich aber gerne trösten. Sie haben keinen Durst und fühlen sich an der frischen Luft besser. Gutes Mittel bei Regelschmerzen in der Pubertät.

Sepia

Krämpfe, die nach unten ziehen. Mit den Schmerzen kommt das Gefühl, die Gebärmutter ‚ziehe' nach unten. Der Menstruationszyklus ist unregelmäßig. Sie fühlen sich emotionsarm und reagieren bissig.

Wechseljahre

Wie bereits erwähnt, sollten Sie sich bei anhaltenden Beschwerden in professionelle Behandlung begeben.
Jede Frau reagiert anders auf die Veränderungen in ihrem Leben, die Wechseljahre sind hier keine Ausnahme. Manche Frauen fühlen sich durch die Menopause beflügelt. Andere fühlen sich wie gelähmt und leiden unter Hitzewallungen, Nachtschweiß und starken Monatsblutungen, die zu Erschöpfung und Unwohlsein führen können.
Für Nachtschweiß siehe auch das Kapitel ***‚Schlaf'***. Für die emotionalen Belastungen während der Wechseljahre siehe auch ***‚Emotionales Trauma'***.
Hitzewallungen

Lachesis

Hitzewallungen, schlimmer morgens beim Erwachen. Ihr Schlaf wird gestört durch plötzliche nächtliche Hitzewallungen. Morgens beim Erwachen ist es am schlimmsten, Sie können den Druck der Kleidung oder der Bettwäsche nicht ertragen. Ihnen ist heiß, aber Sie schwitzen nicht. Unter Umständen sind Sie reizbar, nervös oder depressiv.

Pulsatilla

Hitzewallungen mit rotem Gesicht und Nacken. Nachtschweiß und Stimmungsschwankungen, Ihnen ist weinerlich zumute und Sie möchten Gesellschaft haben. Frische Luft bessert, stickige Räume sind Ihnen zuwider. Sie haben keinen Durst.

Sepia

Erschöpft und apathisch mit heftigem Nachtschweiß. Der Schweiß läuft den Rücken runter. Sie interessieren sich für nichts, aber körperliche Betätigung bessert. Nach unten ziehendes Gefühl im Unterleib oder im Kreuzbein.

Zystitis

Als Zystitis bezeichnet man eine Entzündung der Blase und/oder der Harnröhre. Sie wird meist von Bakterien verursacht und kann sehr schmerzhaft sein. Schwere Harnwegsinfekte können sich zu den Nieren ausbreiten und müssen dann medizinisch behandelt werden.

Apis

Zystitis mit heftigen Schmerzen, nachdem der letzte Tropfen Urin abgegangen ist. Brennende, stechende Schmerzen, schlimmer nachdem der letzte Tropfen Urin abgegangen ist. Sie sind reizbar.

Cantharis

Zystitis, der Harn geht nur tröpfchenweise ab. Brennen beim Wasserlassen, der Harn kommt nur tröpfchenweise. Der Unterleib schmerzt und ist berührungsempfindlich. Sie sind nervös und unruhig.

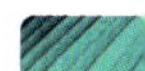

Causticum

Zystitis, beim Niesen oder Husten geht Harn ab. Unfreiwilliger Harnabgang beim Husten oder Niesen oder im Stehen. Sie haben häufigen Harndrang.

Mercurius

Zystitis mit Brennen zu Beginn des Wasserlassens. Das Brennen fängt sofort mit dem Wasserlassen an. Der Urin kann dunkel, trüb und blutig sein und riecht nach Ammoniak. Ihnen ist abwechselnd heiß und kalt, Sie haben sehr großen Durst auf kaltes Wasser.

Pulsatilla

Zystitis mit schmerzhaften Krämpfen nach dem Wasserlassen. Nach dem Wasserlassen zieht sich die Blase krampfhaft zusammen. Sie wissen, dass Sie etwas trinken sollten, haben aber überhaupt keinen Durst. Druck und Krämpfe im Unterleib. Ihnen ist weinerlich zumute, Sie haben gern Gesellschaft.

Staphisagria

Flitterwochenzystitis. Brennende Schmerzen, vor allem zwischen dem Wasserlassen. Die Schmerzen lassen beim Urinieren nach. Frauen, die nach jedem Geschlechtsverkehr eine Blasenentzündung bekommen, können das Mittel dreimal pro Woche oder nach jedem Geschlechtsverkehr einnehmen, bis die Beschwerden verschwunden sind.

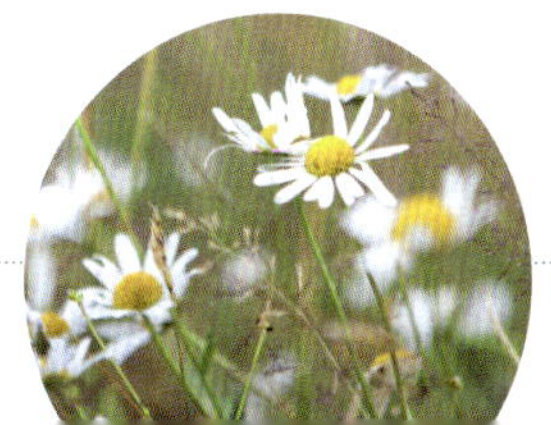

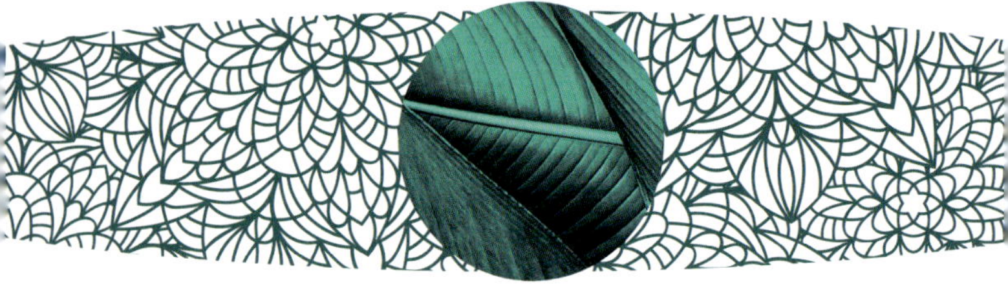

Speziell für Männer

Dieses Buch beschränkt sich auf die Selbstbehandlung leichter Entzündungen. Komplexe Beschwerden wie Unfruchtbarkeit und Erektionsstörungen müssen von einem erfahrenen Therapeuten behandelt werden.

DOSIERUNG:

Im Notfall:	Ein bis zwei Kügelchen alle 10 bis 15 Minuten, bis die Person sich wieder stabilisiert hat – bis zu sechsmal hintereinander.
Akute Beschwerden:	Ein bis zwei Kügelchen alle zwei Stunden – bis zu sechsmal hintereinander.
Weniger akute Beschwerden:	Ein bis zwei Kügelchen dreimal täglich – maximal sieben Tage lang. *Sollten Ihre Beschwerden hartnäckig sein oder schlimmer werden, müssen Sie Ihren Arzt aufsuchen.*
Potenz:	Wir empfehlen, alle Mittel in diesem Kapitel als C30-Potenz einzunehmen.

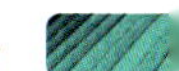

Candida

Candida gehört zu den Dermatomykosen, also den Pilzerkrankungen. Bei Männern sitzt der Pilz meist unter der Vorhaut und verursacht Entzündungen und Juckreiz.

Mercurius

Der Penis ist entzündet, wund, geschwollen und gerötet. Juckreiz. Bei anhaltenden Beschwerden sollten Sie medizinischen Rat einholen.

Hodenverdrehung

VORSICHT *Bei einer Hodenverdrehung können Samenleiter und Blutgefäße abgeschnürt werden. Wenn Sie heftige, schneidende Schmerzen haben und unter Übelkeit und Erbrechen leiden, müssen Sie sich sofort medizinisch behandeln lassen. Auf dem Weg zur Notaufnahme können Sie alle 5 Minuten* Aconitum *C30 einnehmen.*

Prostatitis

Eine entzündete Prostata ist meist auf eine Infektion zurückzuführen. Junge Männer sind am häufigsten betroffen. Zu den Symptomen gehören häufiger Harndrang, Schwierigkeiten beim Wasserlassen und brennende Schmerzen.

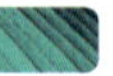

Thuja

Häufiges Wasserlassen mit Brennen. Sie haben ein brennendes Gefühl im Blasenhals und haben häufigen Harndrang. Die Hoden fühlen sich wie gequetscht an.

Pulsatilla

Gelbe Absonderungen am Penis. Sie haben dicke gelbe Absonderungen am Penis und starken Harndrang. Wenn Sie auf dem Rücken liegen, werden die Beschwerden schlimmer.

Sabal serrulata

Schwieriges Wasserlassen mit brennenden Schmerzen. Sie haben das Gefühl, Ihre Blase sei zu voll. Der Harnabgang ist am Anfang schmerzhaft. Es fühlt sich an, als müssten Sie den Urin durch eine sehr enge Röhre drücken. Der Harndrang kann nachts stärker sein.

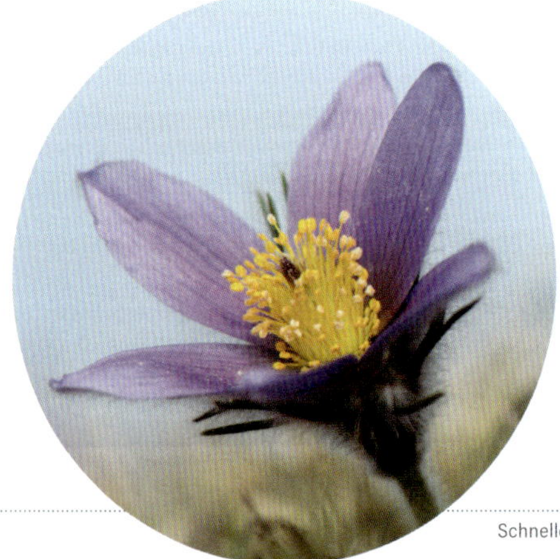

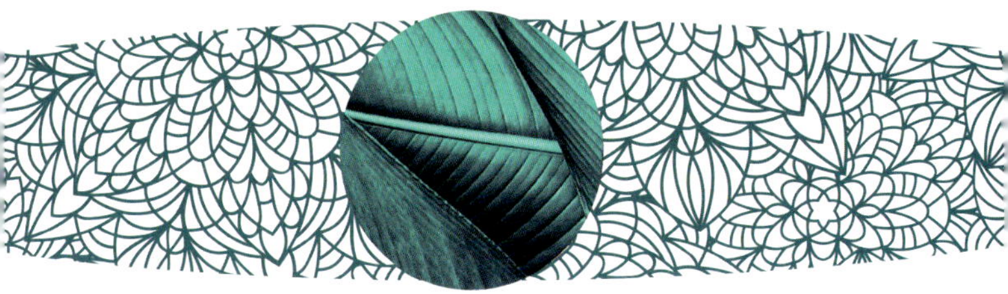

Sportverletzungen, Verstauchungen, Gelenksteifigkeit, Prellungen

DOSIERUNG:

Im Notfall:	Ein bis zwei Kügelchen alle 10 bis 15 Minuten, bis die Person sich wieder stabilisiert hat – bis zu sechsmal hintereinander.
Akute Beschwerden:	Ein bis zwei Kügelchen alle zwei Stunden – bis zu sechsmal hintereinander.
Weniger akute Beschwerden:	Ein bis zwei Kügelchen dreimal täglich – maximal sieben Tage lang. *Sollten Ihre Beschwerden hartnäckig sein oder schlimmer werden, müssen Sie Ihren Arzt aufsuchen.*
Potenz:	Wir empfehlen, alle Mittel in diesem Kapitel als C30-Potenz einzunehmen.

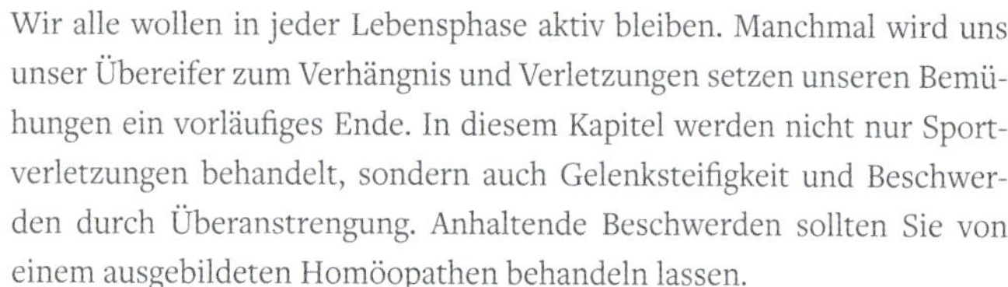

Wir alle wollen in jeder Lebensphase aktiv bleiben. Manchmal wird uns unser Übereifer zum Verhängnis und Verletzungen setzen unseren Bemühungen ein vorläufiges Ende. In diesem Kapitel werden nicht nur Sportverletzungen behandelt, sondern auch Gelenksteifigkeit und Beschwerden durch Überanstrengung. Anhaltende Beschwerden sollten Sie von einem ausgebildeten Homöopathen behandeln lassen.

Blaues Auge

Siehe im Kapitel ***Augen*** unter ***Blaues Auge***.

Blutergüsse

Manche Menschen bekommen schneller blaue Flecken als andere. Die Blutgefäße werden mit zunehmendem Alter weniger elastisch und vor allem ältere Menschen sind anfällig für Blutergüsse.

VORSICHT *Wenn Sie öfter und ohne Grund Blutergüsse haben, sollten Sie mit Ihrem Arzt darüber sprechen.*

Arnica

Der Favorit bei Blutergüssen und blauem Auge. Mittel der Wahl bei Blutergüssen. Gut bei Verletzungen des Augapfels.

Bellis

Tief liegende Blutergüsse der Weichteile. Nützlich für innere Blutergüsse, die tiefer gehen. Besonders geeignet bei inneren Blutergüssen nach chirurgischen Eingriffen und bei Schlagverletzungen an der Brust.

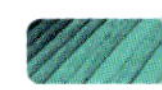

Ledum

***Folgt gut auf* Arnica.** Nehmen Sie dieses Mittel, wenn *Arnica* den Bluterguss nicht vollständig beseitigt.

Gelenksteifigkeit

Die hier diskutierte Gelenksteifigkeit bezieht sich nur auf leichte Beschwerden, die die Mobilität nur vorübergehend beeinträchtigen. Sobald Ihre Gelenkbeschwerden länger anhalten, sollten Sie professionelle Hilfe in Anspruch nehmen.

Bryonia

Steifigkeit, die selbst bei der kleinsten Bewegung schmerzt. Jede noch so kleine Bewegung schmerzt. Sie wollen einfach nur ganz still daliegen.

Causticum

Steife Hände und Finger. Die Gelenke werden durch Überanstrengung, Belastung, Kälte, trockenes Wetter und Wasser schlimmer.

Rhus toxicodendron

Steifigkeit zu Beginn der Bewegung, bessert sich nach einer Weile. Das Gelenk lässt sich anfangs nur schwer bewegen, mit anhaltender Bewegung bessert sich die Steifheit. Die Schmerzen werden durch lokale Wärmeanwendungen gebessert, in feuchtem, kaltem Wetter jedoch schlimmer.

Knochenbrüche

Knochenbrüche müssen medizinisch versorgt werden. In der Zwischenzeit können diese Mittel Erleichterung bringen und die schulmedizinische Behandlung unterstützen. Bitte sprechen Sie mit Ihrem behandelnden Arzt.

Arnica

Eine Gabe sofort, während Sie auf medizinische Hilfe warten. Nach jeder Verletzung befindet sich der Körper in einem Schockzustand, auch wenn wir uns dessen nicht bewusst sind. *Arnica* hilft auch, Blutergüsse und Blutungen einzudämmen. Geben Sie das Mittel alle paar Minuten bis zu sechsmal hintereinander.

Calendula

Bei offenen Wunden. Dieses Mittel hilft bei komplexen Brüchen mit offenen Wunden. Sie fühlen sich wie wund.

Hypericum

Mit stechenden Nervenschmerzen. Dieses Mittel ist nützlich bei Knochenbrüchen mit stechenden Schmerzen in den Nervenbahnen.

Symphytum

Nachdem der Knochenbruch wieder gerichtet wurde. Dieses Mittel wird auch ‚Beinwell' genannt. Es fördert die Wundheilung und Knochenbildung. Sie haben stechende Schmerzen. Das Mittel kann im Wechsel mit *Calcarea phoshorica* zur besseren Knochenheilung gegeben werden.

Wichtig: Bevor Sie dieses Mittel einnehmen, muss der Knochen wieder in der richtigen Position sein. Ansonsten besteht die Gefahr, dass der Knochen falsch zusammenwächst.

Krämpfe

Krämpfe können ein Zeichen sein, dass die Muskeln nicht ausreichend mit Sauerstoff versorgt werden. Meistens treten die Krämpfe in den Füßen oder Beinen auf, können aber auch in Händen und Armen vorkommen. Diese schmerzhaften Muskelkrämpfe können durch Dehydrierung (auch

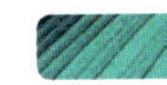

durch Salzverlust beim Schwitzen), Überanstrengung der Muskeln oder mangelnde Beweglichkeit entstehen. Siehe auch im Kapitel ***Auf Reisen*** unter ***Dehydrierung***.

Calcarea carbonica

Krämpfe, schlimmer nachts beim Ausstrecken der Beine. Sie können auch kalte Füße haben oder heftige Krämpfe in den Waden, Füßen oder Zehen.

Causticum

Krämpfe – Sie können nicht mit flach durchgedrückter Fußsohle auf dem Boden stehen. Sie können nicht mit flach durchgedrückter Fußsohle auf dem Boden stehen und die Wadenmuskeln sind hart und steif.

Magnesium phosphoricum

Die Krämpfe sind akut und scharf. Sie werden bei Wärme besser. Oft hilft eine Wärmflasche.

Nux vomica

Krämpfe mit Taubheit in Füßen und Beinen. Der Krampf wird durch Druck schlimmer. Auslöser kann eine körperliche oder emotionale Anspannung gewesen sein.

Rhus toxicodendron

Krämpfe nach Überanstrengung; steife Gliedmaßen. Die Krämpfe werden besser, wenn Sie den Muskel sanft massieren und bewegen.

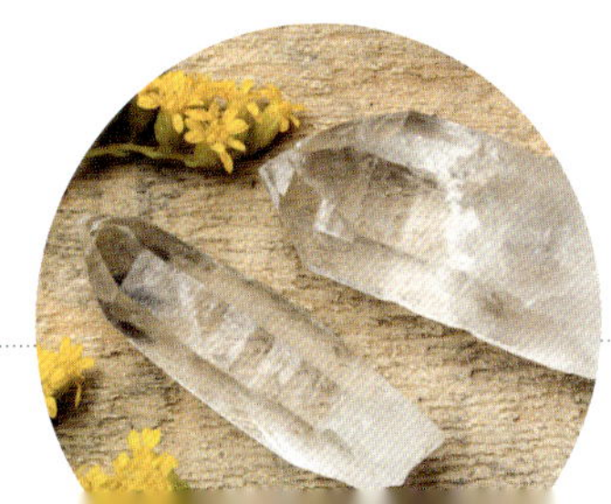

Schüßler-Salz: Magnesium phosphoricum

Hilft, wenn Sie regelmäßig Krämpfe haben, oder während akuten Episoden.

Dosierung: Erwachsene lösen in akuten Situationen vier Tabletten in einer Tasse warmem Wasser auf und nehmen alle 15 Minuten einen Schluck davon. Tun Sie das, bis der Krampf besser wird, maximal aber sechsmal hintereinander. Für Kinder lösen Sie zwei Tabletten auf und geben diese alle halbe Stunde, maximal viermal hintereinander. Siehe auch unter *Schüßler-Salze* für weitere Informationen zu Supplementen.

Muskelzerrung

Muskelzerrungen oder -verspannungen können durch Überdehnung, Müdigkeit oder falsche Bewegungsmuster entstehen. Theoretisch kann jeder Muskel gezerrt werden, aber am häufigsten sind der hintere Oberschenkelmuskel, die untere Rückenmuskulatur, die Schulter oder der Hals betroffen.

Arnica

Der Favorit bei Muskelzerrungen. Mittel der Wahl für Muskelschmerzen durch Überanstrengung oder Überdehnung.

Bryonia

Jede noch so kleine Bewegung schmerzt. Bei dieser Muskelzerrung schmerzt selbst die kleinste Bewegung. Sie wollen einfach nur ganz still daliegen.

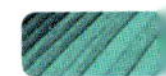

Rhus toxicodendron

Der Favorit bei Muskelverletzungen. Dieses Mittel hat eine besondere Affinität zur Muskulatur. Sie fühlen sich steif und ruhelos, aber bei anhaltender Bewegung geht es Ihnen besser. Die Schmerzen lassen nach, wenn Sie den betroffenen Muskel reiben. Auch Wärme lindert den Schmerz.

Arnica- oder Rhus-tox-Creme

Arnica oder *Rhus tox* können auch als Creme in die schmerzhafte Muskelpartie einmassiert werden. Achten Sie aber darauf, die Creme nicht auf eine offene Wunde aufzutragen, weil sie die verletzte Haut reizen könnte. (Für Hautverletzungen eignen sich *Hamamelis* oder *Calendula*.)

Nervenverletzungen und -schmerzen

Hypericum ist ein großartiges Mittel für Verletzungen an nervenreichem Gewebe, wie z. B. eingeklemmte Finger. Schwere Nervenverletzungen müssen medizinisch behandelt werden.

Hypericum

Der Favorit bei stechenden Nervenschmerzen. Dieses Mittel hilft bei Verletzungen an nervenreichem Gewebe, wie z. B. den Fingerspitzen, der Zunge, den Zähnen und dem Steißbein.

Verletzungen der Wirbelsäule

VORSICHT *Eine Wirbelsäulenverletzung ist immer ein medizinischer Notfall. Rufen Sie einen Arzt oder den Krankenwagen.*

Verstauchungen und Verdrehungen

Diese Verletzungen treten oft nach körperlicher Betätigung auf, z. B. ein verstauchter Knöchel, ein verdrehtes Knie oder eine gestauchte Hand. Die Selbstmedikation eignet sich für leichtere Verletzungen, die nicht medizinisch versorgt werden müssen. Unten stehende Mittel können Ihnen helfen. Wie immer sollten Sie bei ernsten Verletzungen ärztliche Hilfe in Anspruch nehmen.

Arnica

Erstes Mittel nach einer Verstauchung oder Verdrehung. Denken Sie zuerst an dieses Mittel, wenn Sie sich etwas verstaucht haben.

Bryonia

Jede noch so kleine Bewegung schmerzt. Bei dieser Muskelzerrung schmerzt selbst die kleinste Bewegung. Sie wollen einfach nur ganz still daliegen.

Rhus toxicodendron

Fühlt sich steif an und schmerzt, wird aber bei anhaltender Bewegung besser. Das gestauchte oder verdrehte Gelenk fühlt sich steif an, bessert sich aber mit der Bewegung. Ein heißes Bad lindert die Schmerzen. Als Ursache kommen Überheben oder Überdehnen infrage.

Ruta

Der Favorit bei Verletzungen durch Überanstrengung. Das Hauptmittel für Sehnenscheidenentzündung nach Überanstrengung oder Verletzung. Wichtiges Mittel für Verletzungen der Knochenhaut. Ergänzt die Wirkung von *Rhus tox*, wenn Lahmheit und Schwäche anhalten. Nützlich bei Beschwerden wie ‚Tennisarm‘ oder Verletzung durch wiederholte Belastung (RSI-Syndrom).

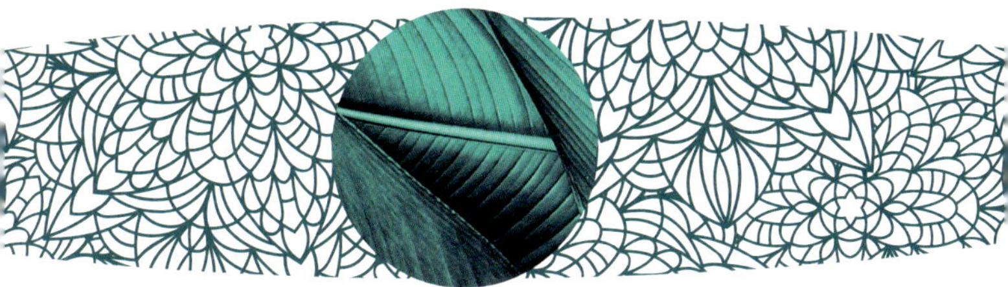

Schwangerschaft, Geburt, Stillzeit

Schwangerschaft

Homöopathische Mittel sind unbedenklich und können jederzeit in der Schwangerschaft sowie während und nach der Geburt eingenommen werden. Die Arzneimittel können bei Morgenübelkeit, Sodbrennen, Mastitis (Brustentzündung), Rückenschmerzen und Verstopfung helfen.

DOSIERUNG:

Im Notfall:	Ein bis zwei Kügelchen alle 10 bis 15 Minuten, bis die Person sich wieder stabilisiert hat – bis zu sechsmal hintereinander.
Akute Beschwerden:	Ein bis zwei Kügelchen alle zwei Stunden – bis zu sechsmal hintereinander.
Weniger akute Beschwerden:	Ein bis zwei Kügelchen dreimal täglich – maximal sieben Tage lang. *Sollten Ihre Beschwerden hartnäckig sein oder schlimmer werden, müssen Sie Ihren Arzt aufsuchen.*
Potenz:	Wir empfehlen, alle Mittel in diesem Kapitel als C30-Potenz einzunehmen.

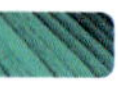

VORSICHT *Sollten Ihre Beschwerden hartnäckig sein oder schlimmer werden, müssen Sie Ihren Arzt oder Ihre Hebamme aufsuchen.*

Rückenschmerzen und Bänderdehnung

Je größer Ihr Bauch wird, desto mehr werden Becken und Bänder gedehnt. Jetzt kommt es oft zu Rückenbeschwerden, Sie erwischen sich vielleicht dabei, beide Hände in den Rücken zu stemmen, um die Schmerzen zu lindern.

Arnica

Rückenschmerzen durch Überdehnung oder Verletzungen. Das Bett fühlt sich hart und unbequem an.

Bellis

Rückenschmerzen mit Schmerzen in den Leisten. Im Gehen schmerzt plötzlich der Rücken, Sie müssen stehen bleiben und sich ausruhen, bis die Schmerzen vorüber sind.

Kalium carbonicum

Rückenschmerzen mit ziehenden Schmerzen im mittleren und unteren Rücken. Sitzen und Druck auf den Rücken verschaffen Linderung.

Natrium muriaticum

Rückenschmerzen, die besser werden, wenn Sie auf einer harten Fläche liegen. Ihre Rückenschmerzen bessern sich, wenn Sie sich auf den Boden legen oder jemand fest gegen den Rücken drückt.

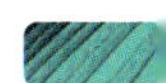

Empfindliche Brüste

Die hormonellen Veränderungen während der Schwangerschaft lassen die Brüste empfindlich und unter Umständen sogar sehr wund werden. Homöopathische Mittel und ein guter Stütz-BH können Abhilfe schaffen.

Bryonia

Die Brüste sind schwer, heiß, schmerzhaft und hart. Sie müssen ihre Brüste halten, um sich Erleichterung zu verschaffen.

Belladonna

Harte und knotige Brüste. Wunde Brustwarzen. Ihre Brustwarzen sind extrem wund. Die Schmerzen können in die Achseln oder in den ganzen Körper ausstrahlen.

Verstopfung (Obstipation)

Das Baby wächst und drückt zunehmend auf den Darm. Zusammen mit den hormonellen Veränderungen kann es jetzt zu Verstopfung kommen. Essen Sie viel Obst und Gemüse. Folgende Mittel können helfen.

Lycopodium

Obstipation mit kleinen Mengen hartem Stuhl, der schwer abgeht. Sie haben das Gefühl, den Darm nicht richtig entleert zu haben.

Nux vomica

Obstipation mit viel Stuhldrang. Sie haben ständigen Stuhldrang, können aber nur kleine Mengen Stuhl absetzen, wenn überhaupt. Das bringt ein wenig Erleichterung, hält aber nicht lange an. Sie fühlen sich aufgebläht und sind gereizt.

Sepia

Obstipation mit großen Mengen hartem Stuhl, der nur schwer abgeht. Beim Drücken schießen Schmerzen vom After nach oben. Selbst weicher Kot geht nur schwer ab. Sie haben das Gefühl, dass die Gedärme nach unten drücken und das Sitzen ist schmerzhaft.

Erschöpfung

Schüßler-Salz: Kalium phosphoricum

Kalium phosphoricum hilft bei Erschöpfung und Schlafstörungen, es ist ein natürliches Beruhigungsmittel.

Dosierung: Hier gibt es 2 Möglichkeiten:

1. Nehmen 4 Tabletten 2- bis 4-mal täglich ein, bis zu 2 Wochen lang.
2. Lösen Sie vor dem Schlafengehen 4 Tabletten in 300 ml Wasser auf und trinken Sie alle 15 Minuten einen Schluck davon, maximal 6- mal, bis Sie eingeschlafen sind.

Sodbrennen

Sodbrennen tritt in den letzten Schwangerschaftsmonaten häufig auf. Auch hier hat es etwas mit der Größe des Kindes zu tun, hängt aber auch mit der entspannenden Wirkung des Hormons Progesteron zusammen. Meiden Sie fettige, stark gewürzte und gebratene Speisen und essen Sie häufig kleinere Mahlzeiten.

Carbo vegetabilis

Saures Sodbrennen mit Aufstoßen. Ihr Bauch ist aufgebläht und schmerzt, es fühlt sich an, als würde er herunterhängen. Sie können keine enge Klei-

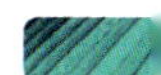

dung am Bauch ertragen. Auch wenn Sie nur wenig essen geht es Ihnen schlechter. Aufstoßen oder der Abgang von Wind bessern.

Lycopodium

Sodbrennen mit Blähungen und Völlegefühl. Es geht Ihnen besser, wenn Sie nur wenig essen.

Mercurius

Sodbrennen mit Aufstoßen und Schluckauf. Das Sodbrennen ist nachts schlimmer. Sie haben großen Durst auf kaltes Wasser und einen metallischen Geschmack im Mund. Ihnen ist abwechselnd heiß und kalt.

Nux vomica

Sodbrennen durch Überessen mit Würgereiz. Sie haben ein Verlangen nach stark gewürzten Speisen und sind ungeduldig, reizbar und bissig.

Pulsatilla

Sodbrennen schlimmer nach reichhaltigen, fetten Speisen. Sie fühlen sich, als hätten Sie einen Stein im Magen. Ihnen ist weinerlich zumute, und Sie haben gern Gesellschaft. Sie haben keinen Durst.

Schüßler-Salz: Natrium phosphoricum

Natrium phosphoricum ist ein natürliches Antacidum und hilft bei Sodbrennen und Verdauungsstörungen.

Dosierung: Bei leichtem Sodbrennen nehmen Sie bis zu zwei Wochen lang vier Tabletten zwei- bis viermal täglich. Sie können die Tabletten auch sechsmal hintereinander alle 15 Minuten einnehmen, wenn das Sodbrennen sehr stark sein sollte.

Morgenübelkeit

Morgenübelkeit ist oft eines der ersten Anzeichen einer Schwangerschaft. Meist klingt sie nach spätestens 16 Wochen wieder ab, kann aber auch über die ganze Schwangerschaft hinweg bleiben.

VORSICHT

Bei einer starken Morgenübelkeit kann ein Krankenhausaufenthalt mit ärztlicher Betreuung notwendig sein.
Wenn Sie in einem Zeitraum von 24 Stunden weder Flüssigkeiten noch Nahrung bei sich halten können, ist das ein medizinischer Notfall.
Auch wenn Sie Blut erbrechen oder in Ohnmacht fallen, müssen Sie sich ärztlich behandeln lassen.

Anzeichen eines starken Flüssigkeitsverlustes: Dunkler, stark riechender Urin; Harnverhalt; trockener Mund; kein Tränenfluss beim Weinen. Siehe auch *Dehydrierung* im Kapitel *Auf Reisen*.

Cocculus

Morgenübelkeit – ausgelaugt. Selbst der Anblick von Speisen löst Übelkeit aus. Sie fühlen sich ausgelaugt und möchten sich hinlegen. Die Übelkeit kommt zurück, sobald Sie den Kopf vom Kissen heben.

Ipecacuanha

Morgenübelkeit – ständige Übelkeit, keine Besserung durch Erbrechen. Sie können weder den Anblick noch den Geruch von Essen ertragen und tolerieren keine Hitze. Die Übelkeit wird nicht besser, wenn Sie sich übergeben.

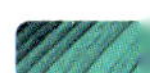

Nux vomica

Morgenübelkeit mit Würgereiz, kann sich nicht übergeben. Die Übelkeit wird durch den Geruch von Speisen oder Chemikalien schlimmer. Wenn Sie dann doch etwas essen können, müssen Sie sich übergeben oder Sie müssen würgen, ohne dass Sie sich übergeben können. Schwindelgefühl, Reizbarkeit und Kälte.

Pulsatilla

Morgenübelkeit – Übelkeit mit Sodbrennen. Ihr Magen fühlt sich schwer an. Sie haben einen bitteren Geschmack im Mund und können keine warme, stickige Raumluft ertragen. Frische Luft hilft. Sie sind weinerlich und möchten Gesellschaft haben. Sie haben keinen Durst und müssen auf Ihre Flüssigkeitszufuhr achten.

Sepia

Morgenübelkeit – Übelkeit beim Anblick von Speisen oder dem Gedanken an Essen. Der Gedanke an Essen löst bereits am frühen Morgen Übelkeit aus. Wenn Sie auf der Seite liegen, wird es schlimmer. Sie haben ein Verlangen nach sauren Speisen. Die Übelkeit wird nach dem Essen für kurze Zeit besser. Sie sind erschöpft.

Nächtliche Krämpfe

Bei nächtlichen Wadenkrämpfen in der Schwangerschaft können Sie die gleichen Arzneimittel einnehmen wie im Kapitel ***Sportverletzungen*** unter ***Krämpfe*** beschrieben.

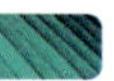

Harnwegsinfekte

Häufige Toilettengänge sind während der Schwangerschaft normal, können aber unter Umständen über eine Harnwegsinfektion hinwegtäuschen. Bei einem Harnwegsinfekt während der Schwangerschaft sollten Sie Ihren Arzt aufsuchen. Begleitend können Sie diese Mittel einnehmen.

VORSICHT *Ein schwerer Infekt bedarf einer ärztlichen Behandlung, um Komplikationen wie z. B. Nierenerkrankungen zu vermeiden. Wenn Sie häufig Wasser lassen müssen und dabei brennende oder stechende Schmerzen verspüren, müssen Sie Ihren Arzt aufsuchen. Homöopathische Arzneimittel können begleitend zur konventionellen Therapie eingenommen werden.*

Siehe auch ‚*Zystitis*' unter ‚*Speziell für Frauen*'.

Apis

Infekt mit brennenden und stechenden Schmerzen – schlimmer, nachdem der letzte Tropfen Urin abgegangen ist. Brennende, stechende Schmerzen insbesondere nach dem Wasserlassen. Sie sind äußerst reizbar.

Cantharis

Infekt – der Urin tröpfelt nur heraus. Sie haben beim Wasserlassen brennende Schmerzen und der Urin geht nur tröpfchenweise ab.

Causticum

Infekt – beim Husten oder Niesen geht Urin ab. Urin geht ab, wenn Sie husten, niesen oder stehen. Sie haben häufigen Harndrang.

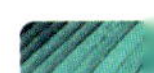

Mercurius

Infekt – der Urin brennt am Anfang des Toilettengangs. Das Brennen fängt an, sobald Sie Wasser lassen. Der Urin kann dunkel, blutig oder trüb sein und riecht nach Ammoniak. Ihnen ist abwechselnd heiß und kalt und Sie haben großen Durst auf kaltes Wasser.

Pulsatilla

Infekt – Schmerzen nach dem Toilettengang. Ihre Blase zieht sich nach dem Wasserlassen krampfhaft zusammen. Sie wissen, dass Sie Wasser trinken sollten, haben aber überhaupt keinen Durst. Druck und Krämpfe im Unterleib. Sie sind weinerlich und möchten Gesellschaft haben.

Krampfadern und Hämorrhoiden

Für Ihre großen Blutgefäße und die Venen im Becken stellt die Schwangerschaft eine Belastung da. Der Druck kann zu Hämorrhoiden und/oder Krampfadern führen. Nutzen Sie jede Gelegenheit, um die Füße hoch-zulegen und die Blutgefäße zu entlasten. Auch Stützstrümpfe können wohltuend sein.

Carbo vegetabilis

Hämorrhoiden mit brennenden Schmerzen. Nach dem Stuhlgang brennen die Hämorrhoiden im After.

Hamamelis

Blutende Hämorrhoiden, die hervorstehen. Die Hämorrhoiden bluten oder stehen hervor, mit pochendem Juckreiz. Die Krampfadern verschlimmern sich bei Hitze, auch langes Stehen ist Ihnen unangenehm. Sie haben eventuell auch Nasenbluten.

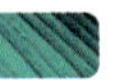

Lycopodium

Die Hämorrhoiden schmerzen bei Berührung. Ihre Hämorrhoiden sind wie wund und schmerzen bei Berührung. Sie haben Probleme beim Stuhlgang, weil er großes Brennen verursacht. Sie haben Blähungen und großes Verlangen nach Süßigkeiten.

Wassereinlagerung

Kommt in der Schwangerschaft häufig vor. Wie bei allen Beschwerden sollten Sie auch hier Ihren Arzt zu Rate ziehen, falls es Ihnen ernste Probleme verursacht.

Natrium muriaticum

Wassereinlagerung mit einem Verlangen nach Salz. Die Schwellung wird schlimmer, wenn Sie sich in der Sonne aufhalten. Sie fühlen sich erschöpft. Sie haben Durst und essen am liebsten Salz oder gesalzene Speisen.

Natrium sulphuricum

Wassereinlagerung mit geschwollenen Beinen und Knöcheln. Keine weiteren Symptome.

Schüßler-Salze: Natrium muriaticum und Natrium sulphuricum

Natrium muriaticum ist bekannt als gutes Mittel, um den Flüssigkeitshaushalt zu regulieren. Nehmen Sie dieses Schüßler-Salz ein, wenn Sie empfindlich auf Sonnenlicht reagieren und gerne Salz essen.
Natrium sulphuricum wird auch Entgiftungssalz genannt und hat eine harntreibende Wirkung. Nehmen Sie dieses Schüßler-Salz, wenn Sie geschwollene Hände und Füße haben, mit Hautjucken und möglicherweise auch Blähungen.
In der Regel lässt man für bis zu zwei Wochen dreimal täglich vor einer Mahlzeit vier Tabletten unter der Zunge zergehen.

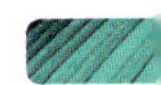

Wehen

Homöopathische Mittel können während der Wehen große Linderung bringen, sollten aber nur unter fachlicher Aufsicht eingenommen werden. Es gibt Krankenhäuser, in denen die Einnahme homöopathischer Mittel erlaubt ist, in anderen dagegen nicht. Sie sollten das unbedingt vor dem Entbindungstermin mit dem Fachpersonal besprechen. Folgende Mittel können helfen, sollten aber nur nach Absprache eingenommen werden:

Aconitum

Kann bei Schock und Ängsten helfen. Die Wehen fühlen sich heftig und intensiv an.

Arnica

Bei Blutergüssen.

Bellis

Bei Blutergüssen in den tief liegenden Weichteilen.

Caulophyllum

Wenn die Wehen unregelmäßig oder schwach sind.

Chamomilla

Unerträgliche Schmerzen, die Gebärende ist zornig und stellt unvernünftige Forderungen.

Cimicifuga

Fördert die Wehentätigkeit.

Gelsemium

Schwach und erschöpft, mit Muskelzittern.

Hypericum

Stechende Nervenschmerzen nach einem Dammriss oder -schnitt; nach einem Kaiserschnitt.

Pulsatilla

Launisch, schwankende Wehentätigkeit, weinerlich, möchte getröstet werden.

Staphisagria

Nach einem Dammschnitt oder einem Kaiserschnitt. Die Betroffene fühlt sich verletzt und wie ‚beschnitten'.

Nach der Geburt

Nach der Geburt empfinden Sie wahrscheinlich ein Hochgefühl, sind aber auch erschöpft. Blutergüsse, Tränen und genähte Wunden können unangenehm sein. Es gibt eine Reihe an Arzneimitteln, die Ihnen in dieser Situation helfen, das Stillen oder andere Medikamente aber nicht beeinträchtigen werden.

Aconitum

Um den Schock der Geburt zu überwinden. Besonders nützlich, wenn Sie direkt nach der Geburt kein Wasser lassen können.

Arnica

Nach der Geburt schmerzt der ganze Körper, Sie fühlen sich zerschlagen und erschöpft. Lässt Schwellungen zurückgehen, resorbiert Blutergüsse und reduziert das Infektionsrisiko. Das Bett fühlt sich hart an. Hilft auch bei dem Zittern, das viele Frauen nach der Entbindung haben. Beugt Blutungen vor.

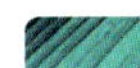

Bellis

Tiefe Blutergüsse nach Kaiserschnitt, Zangengeburt oder ähnlichen Traumata. Wirkt tiefer als *Arnica* und lindert Unwohlsein und Schmerzen in Unterleib und Becken.

Calendula

Zur Wundheilung nach der Geburt. Kann innerlich eingenommen werden oder als Salbe, Tinktur oder Gel äußerlich direkt auf die Wunde aufgetragen werden.

Hypericum

Nervenschmerzen nach einem Eingriff während der Geburt. Schmerzen in den Nervenenden nach Kaiserschnitt, Zangengeburt, Dammschnitt oder -riss. Lindert den Schmerz in nervenreichem Gewebe.

Staphisagria

Nach einem Kaiserschnitt oder Dammschnitt. Dieses Mittel hilft vor allem, das Gefühl der Grenzverletzung (z. B. nach Kaiserschnitt, Dammschnitt oder -riss) zu verarbeiten. Fördert die eigentliche Wundheilung, aber heilt auch Wut, Verbitterung und Kummer.

Stillen

Das Stillen kann für Mütter eine wunderbare, emotionale Erfahrung sein, aber nicht immer läuft alles rund.

Lassen Sie sich nicht einschüchtern. Es gibt Mittel, die Sie bei jedem Schritt des Weges unterstützen können, auch wenn Sie sich völlig erschöpft und emotional ausgelaugt fühlen.

Junge Mütter haben anfangs oft nicht genug Milch und die Milchproduktion kommt erst nach und nach in Gang. Genauso gut kann zu Beginn Milch im Überfluss vorhanden sein und dann aber nachlassen.

Auch harte, geschwollene und schmerzhafte Brüste können für Probleme sorgen. Vielleicht schmerzen sie bei Berührung oder die Brustwarzen sind sehr wund und gerissen.
Typische Beschwerden sind:

Brustentzündung (Mastitis)

Nicht selten schwellen die Brüste in der Stillzeit an und werden heiß, rot und schmerzen. Wenn Sie zusätzlich Fieber und Schüttelfrost haben, sollten Sie professionellen Rat einholen.

Belladonna

Die Brust ist geschwollen, rot und heiß; pochende Schmerzen. Die Brust ist geschwollen, entzündet und berührungsempfindlich. Die Haut fühlt sich heiß und trocken an. Auch Ihr Gesicht kann gerötet sein. Fieber.

Bryonia

Geschwollene Brüste, die selbst bei der geringsten Bewegung schmerzen. Ihre Brüste sind heiß und schmerzhaft, selbst bei der geringsten Bewegung geht es Ihnen schlechter.

Phytolacca

Geschwollene, harte und knotige Brüste mit wunden Brustwarzen. Ihre Brustwarzen fühlen sich extrem wund an, Schmerzen beim Stillen, die in die Achselhöhle oder in den ganzen Körper ausstrahlen können.

Erschöpfung durch das Stillen

Stillen ist für Mutter und Baby etwas Wunderbares, kann aber unter Umständen sehr zehrend sein. Dieses Mittel kann Abhilfe schaffen:

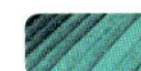

China

Vom Flüssigkeitsverlust erschöpft. Dieses Mittel hilft, wenn Sie sich vom Stillen erschöpft und schwach fühlen.

Beschwerden durch das Stillen

Beim Stillen kann es anfangs zu Startschwierigkeiten kommen. Manchmal hilft eine Lageänderung des Babys oder eine Änderung der Stillhaltung. Folgende Mittel können die Beschwerden lindern.

Chamomilla

Wunde Brustwarzen mit unerträglichen Schmerzen. Die Schmerzen sind überwältigend. Ihnen ist heiß und Sie schwitzen. Ihre Brustwarzen sind so wund, dass Sie kaum stillen können. Sie sind etwas kratzbürstig und verbittert.

Nitricum acidum

Wunde Brustwarzen mit splitterähnlichen Schmerzen. Ihre Brustwarzen sind rissig und fühlen sich beim Stillen an, als würden viele kleine Splitter eindringen.

Das können Sie auch ausprobieren:

Calendula-Creme

Tragen Sie zwischen den Stillzeiten diese Creme direkt auf die Brustwarze auf. Vor der nächsten Stillzeit wird die Creme einfach abgewaschen.

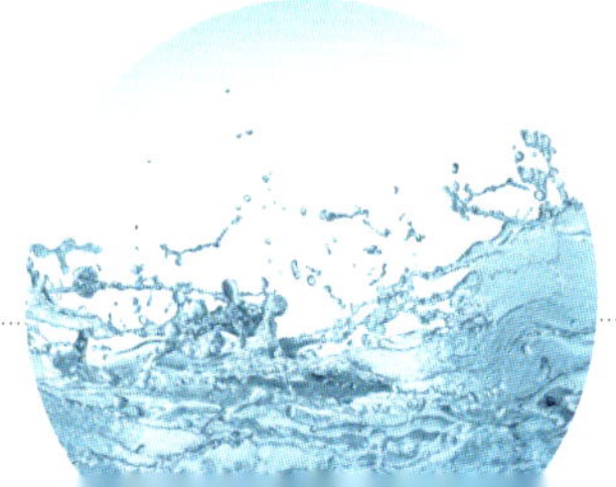

Probleme mit dem Milchfluss

Agnus castus

Der Milchfluss versiegt. Die Milch trocknet aus, und Sie sind sehr traurig und entmutigt.

Pulsatilla

Die Milch fließt zu wenig oder zu viel. Diese Arznei kann bei zu wenig UND zu viel Milch eingenommen werden, weil sie Extreme reguliert. Das Stillen schmerzt, die Schmerzen ziehen bis in den Brustkorb. Vielleicht fühlen Sie sich weinerlich und müssen alle Fenster öffnen, damit Sie genug frische Luft bekommen.

Lac vaccinum defloratum

Die Milch versiegt und die Brüste werden kleiner. Zusätzlich ist Ihnen kalt, Sie sind niedergeschlagen. Pochende Kopfschmerzen.

Calcarea carbonica

Reichlich dünne, wässrige Milch. Das Baby weigert sich zu trinken. Ihre Brüste sind geschwollen. Sie fühlen sich ängstlich und nervös. Sie frieren, schwitzen aber gleichzeitig am Kopf und im Gesicht.

Abszess

Wenn Sie einen Abszess an der Brust mit hohem Fieber und grippeähnlichen Symptomen haben, sollten Sie sofort Ihren Arzt konsultieren. Folgendes Mittel kann in der Zwischenzeit helfen.

Hepar sulphuris

Abszess an der Brust mit übelriechenden Absonderungen. Lokale Schwellung mit Schmerzen. Sie sind reizbar und haben Durst auf saure Getränke. Ihnen ist wahrscheinlich kalt, aber sie schwitzen trotzdem stark. Auch der Schweiß kann übelriechend sein.

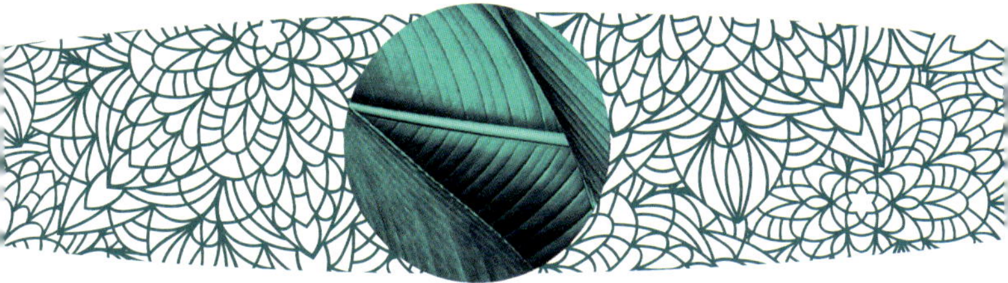

Verdauung

Verdauungsbeschwerden können sehr vielfältig sein und reichen von Sodbrennen und Lebensmittelvergiftung über Übelkeit, Erbrechen, Durchfall und Verstopfung bis hin zum Kater.

DOSIERUNG:

Im Notfall:	Ein bis zwei Kügelchen alle 10 bis 15 Minuten, bis die Person sich wieder stabilisiert hat – bis zu sechsmal hintereinander.
Akute Beschwerden:	Ein bis zwei Kügelchen alle zwei Stunden – bis zu sechsmal hintereinander.
Weniger akute Beschwerden:	Ein bis zwei Kügelchen dreimal täglich – maximal sieben Tage lang. *Sollten Ihre Beschwerden hartnäckig sein oder schlimmer werden, müssen Sie Ihren Arzt aufsuchen.*
Potenz:	Wir empfehlen, alle Mittel in diesem Kapitel als C30-Potenz einzunehmen.

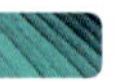

Blähungen und Sodbrennen

Zu viel oder zu schnell essen und der Verzehr von reichhaltigen, stark gewürzten Speisen kann Blähungen verursachen. Auch Stress, Rauchen, Alkohol und Kaffee können Sodbrennen und Blähungen begünstigen.

VORSICHT

Sodbrennen kann heftige, brennende Schmerzen verursachen, die den Schmerzen einer Angina Pectoris (Mangeldurchblutung des Herzmuskels) sehr ähnlich sind. Wenn Sie Zweifel haben, sollten Sie Ihren Arzt konsultieren.

Arsenicum

Sodbrennen mit einer heftigen, brennenden Empfindung. Sie haben ständig Durst, trinken aber in kleinen Schlucken.

Carbo vegetabilis

Sodbrennen mit Blähungen, besser durch Aufstoßen. Sie haben starke Blähungen und fühlen sich besser, wenn Sie aufstoßen. Manche Betroffene trinken Sprudelwasser, um besser aufstoßen zu können. Sie können keine enge Kleidung am Bauch ertragen.

China

Sodbrennen mit Blähungen, Aufstoßen bessert nicht. Sie fühlen sich aufgebläht, nach dem Aufstoßen geht es Ihnen aber nicht besser (im Gegensatz zu Carbo vegetabilis). Bauchkrämpfe, die durch festen Druck besser werden.

Lycopodium

Saures Aufstoßen, welches das Sodbrennen bessert. Die Verdauungsstörungen werden schlimmer, selbst wenn Sie nur kleine Mengen essen.

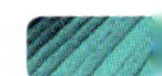

Nux vomica

Der Favorit bei Sodbrennen. Sie sind wütend und reizbar. Ursache ist zu viel Alkohol. Das Sodbrennen ist im Liegen schlimmer, vor allem nach dem Essen oder sogar schon morgens vor dem Frühstück. Sie frieren und fühlen sich besser, wenn Sie etwas Warmes trinken.

Pulsatilla

Sodbrennen durch fette Speisen. Auslöser für das Sodbrennen sind fettige oder reichhaltige Speisen, Eiscreme oder Schweinefleisch. Ihr Bauch fühlt sich aufgebläht an. Sie haben ein Verlangen nach frischer Luft und machen alle Fenster auf.

Durchfall

Starker Durchfall kann sehr zehrend sein. Oft versucht der Körper auf diese Weise einen Krankheitserreger, verdorbenes Essen oder etwas Unverträgliches (z. B. Fett) auszuscheiden. Aufregung vor einem großen Ereignis oder Schreck können auch Durchfall auslösen.

VORSICHT *Sollte der Durchfall länger als 48 Stunden anhalten, müssen Sie medizinischen Rat einholen. Das gilt besonders dann, wenn Sie zusätzlich Fieber haben und sich übergeben müssen.*

Achten Sie darauf, dass Ihr Flüssigkeitshaushalt wieder in Ordnung kommt und Sie genügend Elektrolyte aufnehmen – geben Sie etwas Zucker, Salz und einen Spritzer Zitronensaft in ein Glas Wasser und trinken Sie es aus. Alternativ können Sie auch eine Salatgurke entsaften, Gurken enthalten viele Elektrolyte.

Argentum nitricum

Durchfall durch nervöse Erregung. Sie sind wegen einer Prüfung oder einem wichtigen Ereignis aufgeregt und haben Durchfall. Auch gegen Durchfall, wenn Sie zu viele Süßigkeiten gegessen haben. Sie haben unangenehme Blähungen.

Arsenicum

Durchfall mit Erbrechen bei Lebensmittelvergiftung. Sie frieren stark und fühlen sich nervös und unruhig. Sie haben reichlich dunklen, übelriechenden Stuhlgang, der am After brennt. Die Beschwerden treten meist gegen 2 Uhr nachts auf. Sie haben das Bedürfnis, sich in eine Decke einzuwickeln und warm zu bleiben.

Chamomilla

Durchfall bei Zahnungsbeschwerden oder durch Zorn. Der Stuhl riecht nach faulen Eiern, ist grün gefärbt, heiß und sauer mit unverdauten Essensresten. Ihnen ist heiß, Sie schwitzen und sind schlecht gelaunt.

China

Durchfall mit Erschöpfung und/oder Flüssigkeitsverlust. Sie sind erschöpft und haben viel Flüssigkeit verloren. Sie fühlen sich aufgebläht und unwohl, Ihnen geht es aber nicht besser, wenn die Winde abgehen. Unter Umständen haben Sie auch Magenkrämpfe, die sich durch festen Druck bessern.

Gelsemium

Durchfall durch Schreck oder schlechte Nachrichten. Durchfall nach einem Schreck, bei nervöser Erregung oder durch schlechte Nachrichten. Sie haben keinen Durst, müssen aber trotzdem ständig Wasser lassen.

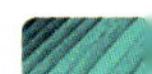

Ipecacuanha

Durchfall mit anhaltender Übelkeit und Erbrechen. Ihnen ist ständig übel, ohne Verbesserung nach Erbrechen. Selbst der Geruch von Essen löst Übelkeit aus. Bauchkrämpfe.

Nux vomica

Durchfall mit anhaltendem Stuhldrang. Sie haben anhaltenden Stuhldrang, mit dem Gefühl, nur kleine Mengen Kot auszuscheiden und dass noch mehr kommen müsste. Eventuell auch Bauchkrämpfe.

Podophyllum

Explosionsartiger Durchfall, verschmutzt die ganze Toilettenschüssel. Sie fühlen sich schwach und erschöpft, haben aber keine Schmerzen. Der Durchfall ist wässrig und kommt reichlich.

Kater

Diese Arzneimittel können helfen, wenn Sie ab und zu ein Glas Alkohol zu viel trinken. Sie sollten auch viel trinken, um die verloren gegangenen Elektrolyte wieder aufzustocken. Mit Zucker und Salz angereichertes Wasser eignet sich hier am besten. Auch Gurkensaft mit Zitrone und Wasser gemischt kann Elektrolyte auffrischen.

Nux vomica

Der Favorit bei Katerstimmung. Ihnen ist sehr kalt und Sie haben Kopfschmerzen. Sie haben das Bedürfnis, sich zu übergeben, können es aber nicht. Ihnen ist übel, Sie haben ein Verlangen nach Kaffee, Alkohol oder stark gewürzten, deftigen Speisen, vertragen diese aber nicht.

Ipecacuanha

Katerstimmung mit Übelkeit und Erbrechen. Ihnen ist ständig übel, auch nach dem Erbrechen geht es Ihnen nicht besser. Sie haben eine starke Abneigung gegen den Geruch oder Anblick von Speisen.

Lebensmittelvergiftung

Zu den Ursachen gehören verseuchtes Wasser und kontaminierte Lebensmittel. Die häufigsten Anzeichen einer Lebensmittelvergiftung sind Erbrechen und Durchfall. Vielleicht haben Sie auch Fieber oder Magenschmerzen. Vergleichen Sie Ihre Symptome mit der Liste und achten Sie darauf, dass Sie genügend Flüssigkeit zu sich nehmen.

Arsenicum

Besonders nach verdorbenem Fleisch. Sie haben Durchfall und Erbrechen. Sie frieren stark und fühlen sich nervös und unruhig. Reichlich dunkler, übelriechender Stuhlgang, der am After brennt. Die Beschwerden treten meist gegen 2 Uhr nachts auf. Sie haben das Bedürfnis, sich in eine Decke einzuwickeln und warm zu bleiben.

Lycopodium

Besonders bei Lebensmittelvergiftung durch Meeresfrüchte. Sie fühlen sich aufgebläht und voll, mit Übelkeit und Blähungen.

Pulsatilla

Besonders bei Lebensmittelvergiftung durch Fisch oder fettige Speisen. Sie haben wässrigen, grünen Durchfall und müssen sich übergeben. Das Erbrochene besteht aus Speisen, die Sie vor längerer Zeit gegessen haben.

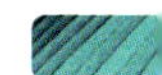

Übelkeit und Erbrechen

Meist kommt zuerst die Übelkeit, dicht gefolgt von Erbrechen. Ursache kann eine Magenverstimmung sein, zu viel Essen oder Alkohol, eine Lebensmittelvergiftung, hormonelle Veränderungen oder Migräne.

Arsenicum

Der Favorit bei Lebensmittelvergiftung. Sie haben Erbrechen und Durchfall gleichzeitig mit Brennen am After. Sie frieren und sind unruhig und nervös. Sie haben das Bedürfnis, sich einzuwickeln, damit Ihnen warm wird. Wasser in kleinen Schlucken getrunken hilft. Ursache kann eine Lebensmittelvergiftung sein, die Beschwerden treten meist gegen 2 Uhr nachts auf.

Ipecacuanha

Anhaltende Übelkeit, aber Erbrechen hilft nicht. Sie hassen den Anblick oder den Geruch von Speisen, können Hitze nicht ertragen und haben Bauchkrämpfe.

Nux vomica

Erbrechen bringt Erleichterung. Sie haben einen trockenen Würgereiz und das Bedürfnis, sich zu erbrechen, können es aber nicht. Nach Einnahme dieses Mittels können Sie sich übergeben und fühlen sich danach besser. Sie sind gereizt, wütend und frieren.

Phosphorus

Sie haben ein Verlangen nach kaltem Wasser, um die Übelkeit zu lindern. Sobald Sie etwas Kaltes getrunken haben, müssen Sie es erbrechen.

Tabacum

Der Favorit bei Reisekrankheit. Sie müssen sich bei der geringsten Bewegung übergeben (Auto, Schiff). Wegen der Übelkeit müssen Sie sich ständig erbrechen, und Ihnen geht es an der frischen Luft besser. Sie sind kreidebleich und es bricht vielleicht plötzlich kalter Schweiß aus.

Verstopfung (Obstipation)

Eine Obstipation kann viele Ursachen haben. Vielleicht nehmen Sie nicht genügend Ballaststoffe zu sich oder trinken nicht genug Wasser. Nervosität, Veränderungen in der täglichen Routine oder auch Reisen können das Problem verschärfen.

Alumina

Für Verstopfung während einer Reise. Der Stuhl ist hart, trocken und klumpig und geht nur schwer ab. Sie haben kaum Stuhldrang und versuchen es erst gar nicht.

Bryonia

Für Verstopfung nach Fieber. Sie haben großen Durst und trinken Wasser in großen Zügen. Wahrscheinlich haben Sie auch heftige Kopfschmerzen.

Nux vomica

Verstopfung mit vergeblichem Stuhldrang. Sie haben ständig das Gefühl, auf Toilette zu müssen, aber es kommen allerhöchstens kleine Mengen Kot. Der Toilettengang bringt Erleichterung, die nur kurz anhält. Sie fühlen sich aufgebläht und gereizt.

Opium

Bei Verstopfung ohne Stuhldrang. Sie haben keinerlei Stuhldrang. Der Stuhl selbst sieht wie kleine, harte, schwarze Kugeln aus und bleibt stecken.

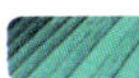

Sepia

Verstopfung vor der Periode. Sie fühlen sich, als würde der ganze Darm nach unten drängen. Sie haben das Gefühl eines Klumpens im After und das Sitzen ist schmerzhaft.

Silicea

Der Kot schlüpft beim Stuhlgang wieder zurück. Sie müssen sich anstrengen und haben nie das Gefühl, sich komplett entleert zu haben.

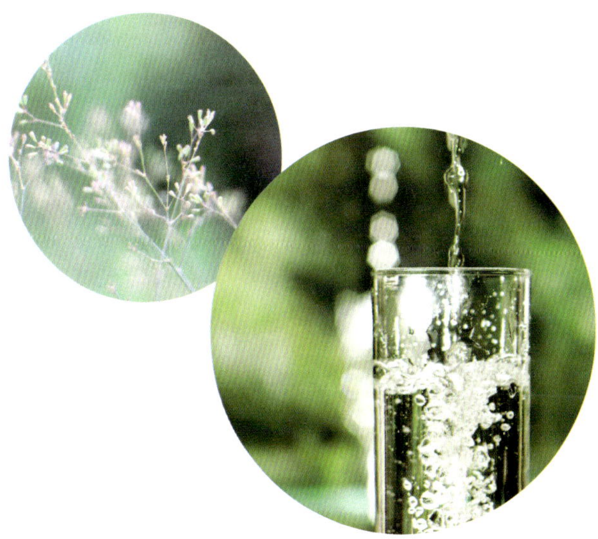

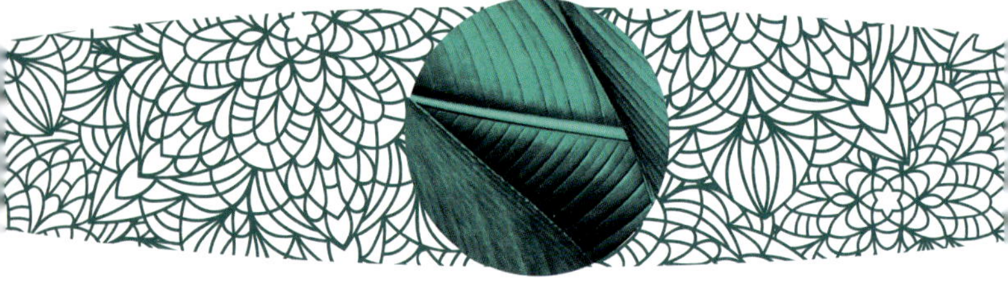

Zähne

Wenn Ihr Zahnfleisch und Ihr Gesicht geschwollen sind oder pochen, Sie eine erhöhte Temperatur haben und sich allgemein unwohl fühlen, ist die Wahrscheinlichkeit hoch, dass Sie eine Infektion haben. Es könnte sich gerade ein Abszess oder eine Eiterfistel bilden. Auch wenn Sie keine Schmerzen haben, empfinden Sie beim Zubeißen ein unangenehmes Gefühl. Das könnte ein Hinweis auf einen kaputten Zahn oder eine kaputte Füllung sein. Wenden Sie sich umgehend an Ihren Zahnarzt.

Die folgenden Arzneimittel sowie die *Bachblütenmischung Rescue Remedy* können Ihnen in der Zwischenzeit helfen.

DOSIERUNG:

Im Notfall:	Ein bis zwei Kügelchen alle 10 bis 15 Minuten, bis die Person sich wieder stabilisiert hat – bis zu sechsmal hintereinander.
Akute Beschwerden:	Ein bis zwei Kügelchen alle zwei Stunden – bis zu sechsmal hintereinander.
Weniger akute Beschwerden:	Ein bis zwei Kügelchen dreimal täglich – maximal sieben Tage lang. *Sollten Ihre Beschwerden hartnäckig sein oder schlimmer werden, müssen Sie Ihren Arzt aufsuchen.*
Potenz:	Wir empfehlen, alle Mittel in diesem Kapitel als C30-Potenz einzunehmen.

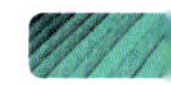

Abszesse und Eiterfisteln

Bei einem Abszess oder einer Eiterfistel entzündet sich das umliegende Zahnfleisch eines Zahns. Es ist meist ein Anzeichen, dass mit dem Zahn oder den Zähnen etwas nicht in Ordnung ist. Während Sie auf einen Termin bei Ihrem Zahnarzt warten, können Sie eines der folgenden Arzneimittel probieren.

Belladonna

Nehmen Sie dieses Mittel, sobald sich ein Abszess ankündigt. Der Abszess ist rot, heiß und pocht.

Hepar sulphuris

Fördert die Eiterbildung. Dieses Mittel hilft, wenn der Eiter noch nicht abfließen kann, und zieht den Eiter raus.

Gunpowder

Abszess mit Zahnschmerzen. Nehmen Sie dieses Mittel, während Sie beim Zahnarzt warten.

Mercurius

Die vom Abszess verursachten Schmerzen ziehen bis in das Ohr oder in den Kiefer. Sie haben starken Speichelfluss und einen metallischen Geschmack im Mund.

Pyrogenium

Tiefer Abszess, der sich langsam entwickelt. Sie fühlen sich, als hätten Sie eine Grippe, der ganze Körper schmerzt. Der Atem stinkt.

Zahnverletzungen

Wenn Sie sich an den Zähnen verletzt haben, können Sie homöopathische Mittel einnehmen, während Sie auf die zahnärztliche Behandlung warten.

Aconitum

Plötzlicher Schock durch eine Zahnverletzung. Für den Schock, der auf die eigentliche Verletzung folgt.

Arnica

Blutergüsse und Wundheit nach einer Zahnverletzung. Direkt nach der Verletzung einnehmen.

Chamomilla

Unerträgliche Schmerzen nach einer Zahnverletzung. Die Schmerzen sind unerträglich. Ihnen ist heiß, Sie schwitzen und sind schlecht gelaunt.

Hypericum

Nervenschmerzen durch Zahnverletzungen. Extreme Schmerzen, die den Nerv entlangschießen.

Beschwerden nach einer Zahnbehandlung

Diese Mittel sind hilfreich, wenn Sie eine Zahnbehandlung hinter sich haben und die Schmerzen noch anhalten oder die Zähne empfindlich auf Wärme oder Kälte reagieren.

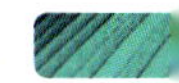

Arnica

Schmerzen und Wundheitsgefühl, Blutergüsse nach einer Zahnbehandlung. Gutes Mittel, wenn Sie eine Füllung bekommen oder ein Zahn gezogen werden muss. Wird sofort im Anschluss eingenommen.

Phosphorus

Bei Blutungen nach einer Zahnbehandlung. Stillt die Blutung, wenn ein Zahn gezogen wurde. Direkt im Anschluss einnehmen.

Hypericum

Stechende Nervenschmerzen nach einer Zahnbehandlung. Direkt im Anschluss an die Behandlung einnehmen.

Ledum

Schmerzen, wenn bei der Zahnbehandlung eine Spritze gegeben werden muss. Direkt nach der Spritze einnehmen.

Mundspülung

Hypercal-Tinktur

Als Mundspülung verwenden – geben Sie 10 Tropfen in ein Glas abgekochtes und wieder abgekühltes Wasser.

Zahnschmerzen

Zahnschmerzen werden in der Regel von Karies verursacht. Wenn der Zahn so empfindlich auf Hitze oder Kälte reagiert, dass er sofort schmerzt, dann ist der Nerv wahrscheinlich schon entzündet. Folgende Mittel können Ihnen helfen, während Sie auf einen Termin beim Zahnarzt warten.

Belladonna

Bei heißen und scharfen Zahnschmerzen. Auf der betroffenen Seite kann das ganze Gesicht heiß und rot sein, mit pochenden Schmerzen. Ihr Zahnfleisch fühlt sich geschwollen an, Sie haben vielleicht sogar Fieber.

Chamomilla

Unerträgliche Zahnschmerzen. Die Schmerzen sind unerträglich. Ihnen ist heiß, Sie schwitzen und haben schlechte Laune. Die Schmerzen werden schlimmer, wenn Sie etwas Heißes essen oder trinken.

Coffea

Zahnschmerzen, bei denen merkwürdigerweise eiskaltes Wasser gut hilft. So heftig, dass Sie vor Schmerzen weinen könnten.

Hypericum

Bei stechenden Zahnschmerzen. Die Schmerzen schießen den Nervenstrang entlang. Sie können in das Ohr oder den Kiefer ausstrahlen.

Mercurius

Die Zahnschmerzen können in das Ohr oder den Kiefer ausstrahlen. Im Bereich des kranken Zahnes gibt es eine schmerzhafte Schwellung. Sie haben starken Speichelfluss und einen metallischen Geschmack im Mund.

Staphisagria

Zahnschmerzen in einem mit Karies befallenen Zahn. Die Schmerzen scheinen aus der Wurzel unter dem Zahnfleisch zu kommen. Das Zahnfleisch blutet schnell.

Rescue Remedy

Diese Bachblütenmischung hilft bei jeder Form von Stress. Sie kann als Tropfen, Spray oder Creme eingesetzt werden.

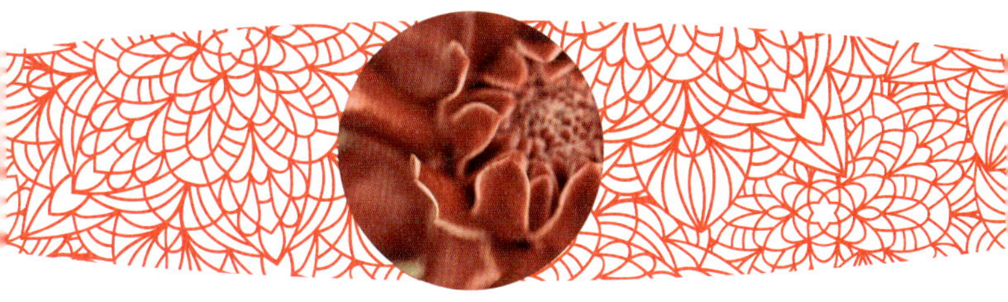

Häufig verwendete Arzneimittel

In diesem Kapitel möchten wir Ihnen einen Überblick über häufig angezeigte homöopathische Arzneimittel geben. Hier können Sie nachlesen, wenn Sie die Wahl Ihres passenden Mittels bestätigen und letzte Zweifel ausräumen möchten.

Anhand der Arzneimittelbeschreibungen lässt sich auch sehr gut erkennen, wie ein einziges homöopathisches Mittel bei ganz unterschiedlichen Beschwerden eingesetzt werden kann.

Sie können ganze Bücher über einzelne Arzneimittel lesen, aber hier an dieser Stelle haben wir die Information kurz und prägnant zusammengefasst, damit Sie Alltagsbeschwerden einfach und sicher mit Ihrer Hausapotheke selbst behandeln können.

Professionelle Homöopathen müssen die Arzneimittelbilder viel mehr im Detail studieren, um auch komplexe Problemstellungen gut behandeln zu können.

Die offiziellen Bezeichnungen der Arzneimittel können unter Umständen sehr lang sein, z. B. *Arsenicum album.*

Homöopathen und homöopathische Apotheker arbeiten deswegen mit offiziellen Abkürzungen. So können auch lange Namen auf kleinen Verpackungen gut lesbar gedruckt werden.
Arsenicum album trägt zum Beispiel die Abkürzung *Ars.*
Hier wird hinter jedem Arzneimittel die offizielle Abkürzung in Klammern aufgeführt.

Aconitum napellus *(Acon)*

Hilft bei: ***Schock – Schreck – Panik – Pseudokrupp – Schüttelfrost.*** Alles an *Aconitum* ist plötzlich und heftig – der Schreck, der Schock, der Pseudokrupp und sogar der Schüttelfrost, der nach einem kalten, trockenen Wind auftritt. Menschen, die *Aconitum* brauchen, sind unruhig, panisch und haben Angst, dass sie sterben werden. Ihnen geht es nachts, vor allem gegen Mitternacht, schlechter. Denken Sie nach einem emotionalen Schock immer an dieses Mittel. Es ist sehr nützlich für die ersten Anzeichen einer Erkältung nach trockenem, kaltem Wind, hilft aber nur ganz am Anfang der Erkrankung. Wenn der Schüttelfrost erst einmal Fuß gefasst hat, müssen Sie ein anderes Mittel geben. *Der Favorit bei:* ***Schock/Schreck und den ersten Stadien des Pseudokrupps.***

Allium cepa *(All-c)*

Hilft bei: ***Heuschnupfen – Allergien – brennenden Absonderungen.*** Dieses Mittel wird aus der Küchenzwiebel gewonnen. Denken Sie bei diesem Mittel einfach an die Symptome, die Sie beim Zwiebelschneiden haben – wie Ihre Augen tränen, stechen und brennen. Die Absonderungen aus der Nase sind genauso ätzend, aber der Tränenfluss ist mild. Ihnen geht es an der kalten, frischen Luft besser, und Sie mögen keine Hitze. Bei Heuschnupfen hilft *Allium cepa*, wenn die Nase mit brennenden Absonderungen läuft, die tränenden Augen aber mild sind. Bei entgegengesetzten Symptomen sollten Sie *Euphrasia* einnehmen.

Antimonium tartaricum *(Ant-t)*

Hilft bei: ***Husten – rasselndem Schleim – schwerer Atmung.*** Menschen, die dieses Mittel brauchen, haben viel Schleim in der Brust, der beim Atmen rasselt und laute Atemgeräusche macht, aber schwer abzuhusten ist. Ihnen geht es besser, wenn sie sich aufsetzen und die Luft eher kühl ist. Warme Räume können sie nicht ertragen. Der Schleim ist erstickend. Die Patienten können schwach und wie benommen sein und schwitzen. Sie verlangen nach sauren Speisen, um den Schleim loszuwerden. Sie haben Angst, allein zu sein, Kinder können sehr anhänglich sein.

Apis mellifica *(Apis)*

Hilft bei: ***Stichen – allergischem Schock – Verbrennungen – Zystitis – Gerstenkorn – Mandelentzündung.*** Dieses Mittel wird aus der Honigbiene gewonnen, und wie eine wild gewordene Biene fühlt sich auch der Mensch: unruhig, wütend, zappelig und immer beschäftigt. Die Symptome erinnern an einen klassischen Bienenstich mit stechenden Schmerzen, Schwellung, Brennen und Röte. Diese Symptome müssen immer vorhanden sein, ganz gleich, unter welchen Beschwerden der Betroffene auch leidet: Insektenstich, allergischer Schock, Verbrennungen, Zystitis, Gerstenkorn oder Mandelentzündung. Die Schwellungen sind rot und sehen wächsern aus, reagieren sehr empfindlich auf Berührung und Druck. Der Patient mag keine Hitze und hat keinen Durst. *Der Favorit bei:* ***Insektenstichen und -bissen.***

Argentum nitricum *(Arg-n)*

Hilft bei: ***Angst – Flugangst – Völlegefühl – Blähungen.*** Menschen, die dieses Mittel brauchen, haben viele Ängste und Phobien. Die Angst kann viele Formen annehmen: Furcht vor Menschenansammlungen, Furcht vor dem Alleinsein, Flugangst, Angst vor dem Zuspätkommen, Höhenangst oder Versagensangst, wenn sie etwas Neues tun sollen.

Alle Beschwerden schlagen auf den Magen und verursachen Völlegefühl und Blähungen. Die Patienten sind nervös und ängstlich, impulsiv und

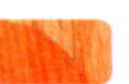

immer in Eile. Die Kopfschmerzen bessern sich, wenn der Kopf fest eingewickelt wird. Es besteht ein Verlangen nach Zucker und Süßem, was die Beschwerden aber verschlimmert. Warmblütige Menschen mit einem Verlangen nach frischer Luft. *Der Favorit bei:* ***Flugangst.***

Arnica montana *(Arn)*

Hilft bei: ***Unfällen – Trauma – Blutergüssen – Jetlag – nach einer Operation – körperlichem Schock.*** *Arnica* ist das beliebteste homöopathische Mittel. Fast jeder weiß, dass man *Arnica* bei blauen Flecken nehmen kann. Man sollte aber nicht vergessen, dass *Arnica* immer angezeigt ist, wenn man sich wund und wie geprellt fühlt. Das kann nach einer Operation sein oder einem zahnärztlichen Eingriff. Es wirkt auch gut bei Jetlag. Den typischen *Arnica*-Zustand kann man so beschreiben: Die verletzte Person sagt, es sei alles in Ordnung, wogegen es ganz offensichtlich nicht so ist. Die Person will allein sein und sich nicht berühren lassen. Durch den körperlichen Schock ist der Betroffene wie gelähmt.

Arnica darf lokal NICHT auf offene Wunden aufgetragen werden. (Bitte benutzen Sie *Calendula*- oder *Hypercal*-Creme bei Schnittwunden und *Hamamelis* bei Blutergüssen.) Außerdem sollte *Arnica* nicht direkt VOR einem chirurgischen Eingriff eingenommen werden. Die Einnahme nach dem Eingriff ist zu empfehlen. *Der Favorit bei:* ***Unfällen, Verletzungen, Blutergüssen und Jetlag.***

Arsenicum album *(Ars)*

Hilft bei: ***Durchfall – Erbrechen – Lebensmittelvergiftung – Magenverstimmung – Panikattacken.*** Menschen, die *Arsenicum* brauchen, sind unsicher und wollen nicht allein sein. Sie sind ängstlich und nervös und können unter Panikattacken leiden. Alles an *Arsenicum* brennt. Der Durchfall brennt, gleichzeitig müssen sie sich übergeben, mit brennendem Durst und brennenden Schmerzen. Ihnen ist eisig kalt, sie müssen sich warm einwickeln. Nur der Kopf muss kühl bleiben und darf nicht

bedeckt sein. Oft geht es ihnen zwischen Mitternacht und 2 Uhr morgens schlechter. Sie trinken kaltes Wasser in kleinen Schlucken, was ihnen aber nicht guttut. *Der Favorit bei:* ***Lebensmittelvergiftung mit Durchfall und Erbrechen, Magenverstimmung.***

Belladonna *(Bell)*

Hilft bei: ***hohem Fieber – pochenden Schmerzen – Ohrenentzündung – Mandelentzündung – Sonnenbrand.*** Die Schlüsselsymptome für Belladonna sind Röte, Hitze und Pochen. Die Beschwerden treten plötzlich auf und sind heftig. Alles an *Belladonna* ist rot, heiß und pocht – bei Ohrenentzündungen genauso wie bei der Mandelentzündung und dem Sonnenbrand. Die Haut kann so heiß sein, dass man die Hitze förmlich spürt. Hände und Füße sind jedoch kalt. Beim Fieber können die Patienten schreckliche Halluzinationen haben, mit glänzenden und weiten Pupillen. Sie reagieren sehr empfindlich auf alles – Berührung, Licht und Geräusche. Ihnen geht es schlechter, sobald der Kopf abkühlt. Das Mittel hilft bei akuter Mandelentzündung (Tonsillitis), besonders, wenn die rechte Mandel betroffen ist. Der Patient hat ein Verlangen nach Zitronen oder Zitronenlimonade und sauren Speisen. *Der Favorit bei:* ***hohem Fieber, Mandelentzündung bei Kindern, Sonnenstich, Sonnenbrand.***

Bellis perennis *(Bell-p)*

Hilft bei: ***tiefen Blutergüssen – insbesondere nach chirurgischen Eingriffen – Rückenschmerzen – Sturz auf das Steißbein.*** Das Mittel wird aus dem heimischen Gänseblümchen gewonnen und hilft ganz ausgezeichnet, wenn der Rücken nach schwerer Gartenarbeit schmerzt. Es heilt tiefe Blutergüsse, bei denen *Arnica* nicht helfen kann, wie z. B. nach Operationen. Nützliches Mittel nach einem Sturz auf das Steißbein.

Der Favorit bei: ***tiefen Blutergüssen, insbesondere nach chirurgischen Eingriffen am Unterleib.***

Bryonia alba *(Bry)*

Hilft bei: ***Beschwerden, die durch die kleinste Bewegung schlimmer werden – schmerzhaftem, trockenem Husten.*** *Bryonia* hilft bei Kopfschmerzen, Husten, Muskel- und Gelenkproblemen und allen Beschwerden, die durch Bewegung schlimmer werden. Patienten, die dieses Mittel zur Behandlung einer akuten Beschwerde benötigen, sind sehr gereizt, wortkarg und wollen absolut stillliegen. Sie müssen unbeweglich da liegen und nicht sprechen, weil es ihnen bei jeder noch so kleinen Bewegung schlechter geht. Die Schmerzen werden durch Druck und Liegen auf der schmerzhaften Seite gebessert. Sie verlangen nach Dingen, die sie dann wieder ablehnen. Sie haben sehr großen Durst und stürzen große Mengen kaltes Wasser hinunter. Ihre Lippen, Mund und Hals sind sehr trocken. Auch der Husten ist trocken und schmerzhaft. Die Beschwerden entwickeln sich in der Regel langsam. ***Der Favorit bei:*** ***schmerzhaftem, trockenem Husten.***

Borax *(Borx)*

Hilft bei: ***Furcht vor dem Landen – schwärende trockene Haut – Aphthen.*** Das Mittel hilft bei ‚Furcht vor Abwärtsbewegung', wie beim Landeanflug eines Flugzeugs, im Aufzug oder auf einer Rolltreppe. Auch nützlich bei trockener Haut, die schnell eitert und schlecht verheilt, bei Aphthen, die stechen, wenn man etwas Salziges oder Saures isst. Die Aphthen bluten bei Berührung oder nach dem Essen. Der Mund fühlt sich heiß und empfindlich an, der Patient ist nervös, ängstlich und zappelig.

Calcarea carbonica *(Calc)*

Hilft bei: ***Überforderung – Erschöpfung – Niedergeschlagenheit in Bezug auf die Genesung – verzögerter Zahnung.*** Dieses Mittel wird aus der Austernschale gewonnen. Sie bekommen ein gutes Gespür für diese Arznei, wenn Sie sich einen Menschen vorstellen, der wie eine Auster ist: außen hart und innen weich. Menschen, die *Calcarea carbonica* brauchen, sind in der Regel praktisch veranlagt, methodisch und entschlossen. Sie überneh-

men so viel Verantwortung, dass sie sich selbst damit überfordern und dann erschöpft sind. Ihre Ängste drehen sich um Sicherheit, Geld und Gesundheit, sie haben Angst, nicht wieder gesund zu werden. Schwitzige Hände, aber der restliche Körper ist eher kalt. Der Schweiß riecht sauer. Gut für Kinder mit langsamer Zahnung und damit einhergehenden Beschwerden. ***Der Favorit bei:* langsamer Zahnung mit vielen Beschwerden.**

Calendula *(Calen)*

***Hilft bei:* Wunden – Verbrennungen – Dammschnitt.** Dieses Mittel wird aus Ringelblumen hergestellt. Es fördert die Wundheilung und beugt Wundheilungsstörungen und Narbenwulst vor. Die Arznei kann innerlich oder äußerlich als Creme oder Tinktur verwendet werden. Geben Sie 10 Tropfen der Tinktur in ein Glas abgekochtes und abgekühltes Wasser, benetzen Sie eine sterile Kompresse damit und nutzen diese als Wundverband. Die Wunde muss vor der Einnahme oder äußerlichen Anwendung von *Calendula* gut gereinigt werden, damit die Wunde sich nicht über Fremd- und Schmutzpartikeln schließt. Auch nützlich bei oberflächlichen Verbrennungen und Verbrühungen; fördert die Wundheilung nach einem Dammschnitt oder -riss. ***Der Favorit bei:* Wunden.**

Cantharis *(Canth)*

***Hilft bei:* Verbrennungen – Verbrühungen – Blasen – Zystitis.** Dieses Mittel wirkt gut nicht nur bei Verbrennungen und Verbrühungen, sondern bei allen Beschwerden mit brennenden, stechenden Schmerzen, wie z. B. Zystitis. An der verbrannten Stelle bilden sich Blasen, die darunterliegende Haut ist gerötet. Der Patient ist unruhig und in Sorge, kann unter Umständen ausfallend werden. Selbst eine leichte Berührung verschlimmert die Beschwerden. Bei Zystitis hat die Patientin ständigen Harndrang, der Harn geht tröpfchenweise ab und verursacht schneidende Schmerzen. ***Der Favorit bei:* Verbrennungen.**

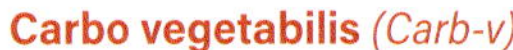

Carbo vegetabilis *(Carb-v)*

***Hilft bei:* Kollaps – Blähungen – Völlegefühl.** Dieses Mittel ist bekannt dafür, selbst schwere Kollaps-Zustände noch retten zu können. Der Betroffene ist schwach, erschöpft und kurzatmig. Die Lebenszeichen sind träge. Ihm ist kalt, er möchte aber kühle Luft zugefächelt bekommen. Hilfreich bei Verdauungsbeschwerden mit Völlegefühl. Starke Blähungen, die durch Aufstoßen kurzzeitig gebessert werden.

Causticum *(Caust)*

***Hilft bei:* Verbrennungen – brennenden Schmerzen – Harnwegsinfekten.** Menschen, die gut auf *Causticum* ansprechen, haben brennende Schmerzen, die sich roh und wund anfühlen. Grund für die Schmerzen kann eine tatsächliche Verbrennung oder Verbrühung sein. Das Mittel ist nützlich für Teenager mit Wachstumsschmerzen und für Beschwerden mit Gelenksteifigkeit. Es kann bei Harnwegsinfekten helfen, wenn bei Lachen, Niesen oder Husten unfreiwillig Urin abgeht. Die Symptome sind bei kaltem, trockenem Wetter schlimmer. Auch Wind oder Zugluft verschlimmern. Dem Patienten geht es besser, wenn er schluckweise kaltes Wasser trinkt.

Chamomilla *(Cham)*

***Hilft bei:* unerträglichen Schmerzen – Zahnung – Kolik – Ohrenschmerzen.** Dieses Mittel hilft Menschen, die heftige, unerträgliche Schmerzen haben. Sie sind äußerst zornig und gereizt. Nichts kann man ihnen recht machen. Sie wollen weder angesprochen noch berührt werden. Bei den Schmerzen handelt es sich um Menstruationsschmerzen oder sie werden durch Zorn oder zu viel Tee- oder Kaffeekonsum ausgelöst. Meist stehen sie in keinem Verhältnis zu den Beschwerden. Ein Kind, das *Chamomilla* braucht, verlangt nach Dingen, die es dann vor Wut wieder in die Ecke feuert. Es will die ganze Zeit getragen werden und schreit, sobald man es absetzt. Zahnende Kinder haben Zahnschmerzen mit grünem, wässrigem Durchfall. Das Mittel hilft auch gut bei Ohrenschmerzen, Halsentzündun-

gen und Koliken mit den oben beschriebenen Symptomen. ***Der Favorit bei:*** ***Zahnungsbeschwerden, Kolik.***

China *(Chin)*

Hilft bei: ***Dehydrierung – Flüssigkeitsverlust – Erschöpfung.*** Dieses Mittel eignet sich für Erschöpfung, Schwäche und Kopfschmerzen nach Flüssigkeitsverlust. Der Betroffene ist sehr empfindlich, hat Durst, Blähungen und Völlegefühl. Leichte Berührungen verschlimmern den Zustand, fester Druck aber bessert. ***Der Favorit bei:*** ***Dehydrierung.***

Cocculus *(Cocc)*

Hilft bei: ***Schlafmangel – Morgenübelkeit – Reisekrankheit.*** Ein gutes Mittel für alle, die Kranke und Angehörige pflegen und deswegen unter Schlafmangel leiden. Ihre Reaktionen sind verlangsamt, sie fühlen sich schwach, taub und zittrig. Wegen des Schlafmangels sind sie so erschöpft, dass selbst der Anblick oder Geruch von Speisen Übelkeit auslöst. Hilft auch bei Morgenübelkeit und Reisekrankheit mit den oben genannten Symptomen. Mögen keine frische Luft.

Coffea *(Coff)*

Hilft bei: ***Schlafstörungen – Gedankenkarussell – Erregung – Zahnschmerzen.*** Das Mittel wird aus der Kaffeebohne gewonnen. Es lindert Schlafstörungen bei Menschen, die nicht zur Ruhe kommen, weil sich die Gedanken im Kopf drehen. Sie sind nervös, unruhig und erregt. Das Mittel hilft auch bei Gedankenkarussell ohne Schlafstörungen. Ein gutes Mittel für Kinder, die vor Aufregung krank werden. Zahnschmerzen, die sich bessern, wenn der Mund mit eiskaltem Wasser gespült wird, reagieren gut auf *Coffea*.

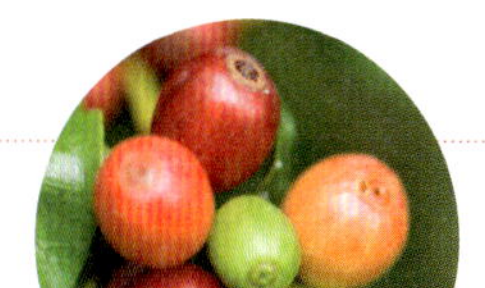

Colocynthis *(Coloc)*

Hilft bei: ***Krämpfen – Kolik – Regelschmerzen.*** Die Schmerzen kommen plötzlich, sind heftig und treiben Tränen in die Augen. Ihnen geht es besser, wenn Sie sich nach vorne beugen und fest gegen die schmerzhafte Stelle drücken. Regelschmerzen werden besser, wenn Sie die Knie an die Brust hochziehen. Bei Kindern mit Kolik hilft fester Druck auf den Bauch, damit Wind abgehen kann. Als Auslöser für die Schmerzen kommen Empörung und Wut infrage, die auf den Magen schlagen. Schmerzen und Krämpfe werden durch Wärme gebessert und sind in der Regel um 5 Uhr morgens oder zwischen 16 und 17 Uhr am schlimmsten.

Drosera *(Dros)*

Hilft bei: ***bellendem Husten – Hustenkrämpfen.*** Hartnäckige Hustenanfälle, die nachts im Liegen schlimmer werden. Kitzeln im Hals. Der Husten kann heftig und krampfhaft sein und Erbrechen auslösen. Trockener Husten oder Pseudokrupp. Sprechen, lachen und sogar trinken machen den Husten schlimmer. Der Patient ist reizbar, unruhig und schnell entmutigt.

Eupatorium *(Eup-per)*

Hilft bei: ***Grippe mit Knochenschmerzen.*** *Eupatorium* ist besonders nützlich bei Grippeerkrankungen, wenn der Patient sich zerschlagen fühlt, als wären alle Knochen im Körper gebrochen. Selbst die Augäpfel fühlen sich wund an. Wegen der Schmerzen ist der Patient ständig in Bewegung, was aber keinen Unterschied macht. Er hat großen Durst auf kaltes Wasser und verlangt vielleicht nach Eiscreme. Der Schüttelfrost beginnt in der Kreuzbeingegend. Sehr wenig Schwitzen. Eines der besten Mittel für diese Art von Schmerz.

Euphrasia *(Euphr)*

Hilft bei: ***Augenbeschwerden – Heuschnupfen – Bindehautentzündung.*** Dieses Mittel wird aus einer Pflanze gewonnen, die auch als ‚Augentrost‘

bekannt ist. Nützliches Mittel für viele Augenbeschwerden und insbesondere Bindehautentzündungen, bei denen der Patient ständig blinzeln muss, um die Absonderungen aus dem Auge zu spülen. Empfindung wie von Grieß oder Sand im Auge und dicker, gelber Eiter im inneren Augenwinkel. *Euphrasia* ist angezeigt bei Heuschnupfen mit brennendem Tränenfluss und milden Absonderungen aus der Nase. Wenn Sie Symptome haben, die genau das Gegenteil zu den hier beschriebenen sind, benötigen Sie *Allium cepa*.

Ferrum phosphoricum *(Ferr-p)*

Hilft bei: ***frühen Stadien einer Entzündung.*** Dieses Mittel wirkt am besten gleich zu Anfang einer Entzündung, wenn noch keine eindeutigen Symptome vorhanden sind. Bei der Entzündung könnte es sich um ein Fieber handeln oder die frühen Stadien eines Ohren-, Hals- oder Atemwegsinfekts. Es steht zwischen *Aconitum* und *Belladonna*, aber ohne die extremen Symptome dieser beiden Mittel. Es ist nützlich, wenn der Patient krank zu sein scheint, aber keine klaren Symptome hat. Das Gesicht kann gerötet sein und die Hände schwitzig. Der Patient fühlt sich schwach und ist generell ruhig. Das Mittel ist nur in diesem frühen Stadium angezeigt.

Gelsemium *(Gels)*

Hilft bei: ***Grippe – Kopfschmerzen – Halsschmerzen – Angst.*** Grippepatienten, die dieses Mittel brauchen, fühlen sich schwach und haben Kälteschauer, die den Rücken hoch- und runterlaufen. Das Gesicht ist gerötet und die Augenlider sind schwer. Sie haben Kopfschmerzen ohne Durst und sind schwach und zittrig. Es ist eines der besten Grippemittel, wird aber auch bei lähmendem Lampenfieber oder Prüfungsangst gegeben. Gut für Menschen, die so große Erwartungsängste haben, dass sie vor Angst wie gelähmt sind. Der Gedanke an das bevorstehende Ereignis jagt ihnen Kälteschauer über den Rücken. Die Muskeln zittern und streiken. Die Betroffenen sehnen sich nach Ruhe und Frieden.

Hepar sulphuris *(Hep)*

Hilft bei: ***Abszessen – Furunkeln – entzündeten Pickeln – Pseudokrupp.*** Gut für überempfindliche Menschen, die auf alles reagieren – Schmerzen, Zugluft, Geräusche und Berührung. Ihnen ist auch sehr kalt. Die Schmerzen fühlen sich an wie Splitter. Der Patient ist sehr reizbar und möchte nicht berührt werden. Ein gutes Mittel für Furunkel und entzündete Pickel, zieht den Eiter und entleert die Beule. Nützlich bei Pseudokrupp, wenn der Husten locker ist und rasselt. Der Auswurf behindert die Atmung, der Patient muss sich aufsetzen und den Kopf nach hinten beugen, um husten zu können. Oft angezeigt bei Hals- und Ohrenschmerzen. Dem Patienten ist so kalt, dass selbst kühle Getränke einen Hustenanfall auslösen.

Hypericum *(Hyper)*

Hilft bei: ***Nervenverletzungen mit stechenden Schmerzen.*** *Hypericum* ist auch als ‚Nerven-*Arnica*' bekannt. Es hilft bei jeder Verletzung in nervenreichem Gewebe mit stechenden Schmerzen. Dazu gehören Verletzungen an den Fingern, Zehen, Nägeln, Lippen, Zahnfleisch und Zähnen. Gutes Mittel bei eingeklemmten Fingern oder einem Sturz auf das Steißbein. Auch angezeigt bei Stichwunden – insbesondere an den Handinnenflächen oder Fußsohlen – mit Schmerzen, die die Nervenbahn entlangschießen. Die Wunde wird durch Wärme gebessert – das Gegenteil von *Ledum*, wo kalte Anwendungen lindern. ***Der Favorit bei:*** ***Nervenverletzungen.***

Ignatia *(Ign)*

Hilft bei: ***emotionalem Trauma – Kummer – Trauer.*** *Ignatia* lindert den Schmerz und die Trauer nach einem akuten Verlust. Es hilft bei allen emotionalen Traumata, auch Liebeskummer gehört dazu. Menschen, die *Ignatia* brauchen, können den Verlust nur schwer akzeptieren. Ihre Brust fühlt sich schwer an und sie haben einen Kloß im Hals. Sie müssen ständig

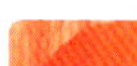

seufzen, manchmal macht sich die Trauer in Form von kurzen Schluchzern bemerkbar. Der Kummer kann zu Schlafstörungen führen. *Ignatia* ist ein gutes Mittel für Beerdigungen, wenn die Angehörigen von der Trauer überwältigt werden. ***Der Favorit bei:*** ***Kummer und Trauer.***

Ipecacuanha *(Ip)*

Hilft bei: ***Übelkeit – Erbrechen.*** Der portugiesische Name dieses Mittel bedeutet ‚krank machende Pflanze', weil sie, in großen Mengen eingenommen, Übelkeit und Erbrechen hervorruft. Hartnäckige Übelkeit ist das Hauptsymptom dieses Mittels. Die Übelkeit nimmt auch nach dem Erbrechen nicht ab. Der Patient ist kreidebleich, mit blassen Lippen und kaltem Schweiß. Die Haut fühlt sich klamm an. Gutes Mittel bei Migräne mit Übelkeit und bei Übelkeit, die beim Vorbeugen schlimmer wird. In der Regel ist die Zunge nicht belegt, sondern rein. ***Der Favorit bei:*** ***heftiger Übelkeit, mit oder ohne Erbrechen.***

Kalium bichromicum *(Kali-bi)*

Hilft bei: ***Erkältungen – Beschwerden der Nebenhöhlen (Sinusitis).*** *Kalium bichromicum* ist angezeigt bei Erkältungen und Sinusitis mit dicken, zähen und fadenziehenden Absonderungen aus der Nase. Das Mittel löst den Schleim, die verstopfte Nase wird wieder frei. Hauptzeiten für *Kalium-bichromicum*-Erkältungen sind Frühjahr und Herbst. ***Der Favorit bei:*** ***Entzündungen der Nebenhöhlen.***

Lachesis *(Lach)*

Hilft bei: ***Wechseljahre – Hitzewallungen – PMS – Menstruationsschmerzen – Halsschmerzen.*** *Lachesis* bändigt die Hitzewallungen der Wechseljahre und hilft bei prämenstruellen Beschwerden mit aggressivem oder gar gewalttätigem Verhalten. Die Menstruationsbeschwerden bessern sich mit Einsetzen der Regelblutung. Menschen, zu denen dieses Mittel gut passt, denken schnell, sind redselig, leidenschaftlich, lebhaft und haben eine blühende, intensive Fantasie. Die Halsschmerzen sind in der Regel linksseitig oder beginnen links und wandern dann auf die rechte Seite. Merkwürdigerweise geht es ihnen besser, wenn Sie feste Speisen schlucken, und die Halsschmerzen werden beim Trinken schlimmer. Am Hals können sie nichts Enges ertragen und möchten dort auch nicht berührt werden. Morgens nach dem Erwachen ist es besonders schlimm, manchmal haben Sie deswegen Angst vor dem Einschlafen. Hitze verschlimmert alle Beschwerden.

Ledum *(Led)*

Hilft bei:* *Stichwunden – Insektenstichen – blauem Auge. Dieses Mittel hilft bei Stichwunden, Insektenstichen und -bissen. Es fördert die Wundheilung bei Wunden, die sich kalt anfühlen und nur wenig bluten. *Ledum* ist angezeigt bei Verletzungen, die sich durch kalte Anwendungen bessern. Dem Patienten geht es bei Wärme und nachts schlechter.
Denken Sie an *Ledum*, wenn der Zahnarzt Ihnen eine Spritze gegeben hat. Es ist auch das Mittel der Wahl nach einem Schlag auf das Auge und sollte nach *Arnica* gegeben werden, wenn der Bluterguss schon am Abheilen ist.
Der Favorit bei:* *Stichwunden und blauem Auge.

Lycopodium *(Lyc)*

Hilft bei:* *Verdauungsbeschwerden – Lebensmittelvergiftung – Erwartungsspannung. Für Verdauungsbeschwerden mit Völlegefühl und Blähungen. Passt zu Menschen, die nach dem ersten Bissen schon satt sind oder keinen Appetit haben. In der Regel sind die Beschwerden rechtsseitig und werden zwischen 16 und 20 Uhr schlimmer. Gutes Mittel für Lebensmittelvergiftung durch Meeresfrüchte und Austern. Auch angezeigt für Lampenfieber und Erwartungsspannung vor einem wichtigen Ereignis. Die Angst verschwindet aber, sobald die Person ‚auf der Bühne steht'. Wie der Name schon sagt: *Lycopodium* liebt das ‚Podium'.

Magnesium phosphoricum *(Mag-p)*

***Hilft bei:* Krämpfen.** Dieses Mittel wird auch das ‚homöopathische Aspirin' genannt und hilft bei Krämpfen jeglicher Art – Menstruationsschmerzen, Wadenkrämpfe und Krämpfe in den Händen und Fingern. Wärme und Druck bessern. ***Der Favorit bei:* Krämpfen.**

Mercurius *(Merc)*

***Hilft bei:* Aphthen – Halsschmerzen – Ohrenschmerzen – Mundgeruch – Nachtschweiß.** Dieses Mittel hat sich bei Zahn- und Mundbeschwerden wie Aphthen, Fisteln am Zahnfleisch, Blutungen, schwammigem Zahnfleisch und Karies an Zahnkronen bewährt. Metallischer Geschmack im Mund und Zahneindrücke an der Zunge. Der starke Speichelfluss hinterlässt braune Flecken auf dem Kissen.

Menschen, die *Mercurius* brauchen, sind wie lebende Thermometer und reagieren äußerst empfindlich auf Hitze und Kälte. Ihre Symptome sind nachts am schlimmsten, mit Nachtschweißen, und auch allgemein schwitzen sie sehr viel. Übelriechender Schweiß, Atem, Urin, Stuhl und Katarrh. Sie sind anfällig für Ohren- und Halsschmerzen mit geschwollenen Drüsen. ***Der Favorit bei:* Aphthen und Zahnfleischbeschwerden.**

Natrium muriaticum *(Nat-m)*

***Hilft bei:* Herpes – Aphthen – Kopfschmerzen – Kummer.** Dieses Mittel wird aus Kochsalz hergestellt, denken Sie also an die Symptome Verlangen nach Salz, salziger Geschmack im Mund und Verlangen, am Meer zu sein. Gutes Mittel für Lippenherpes nach Sonneneinstrahlung. Der Herpes fühlt sich taub an, dann Kribbeln, Stechen, Juckreiz und trockene Haut. Aphthen an Zunge, Zahnfleisch oder Innenseite der Wangen mit brennenden Schmerzen. Der Mund ist heiß und trocken, mit Salzgeschmack im Mund. Die Kopfschmerzen hämmern gegen den Schädel und sind zwischen 10 und 15 Uhr am schlimmsten. Sonne, Licht, Lärm und Lesen machen die Kopfschmerzen schlimmer. Hilfreich bei Kummer, wenn der

Betroffene nicht weinen kann oder allein sein will. Trost lehnen sie entschieden ab. Vor Kummer können sie nicht schlafen, weil sich die Gedanken im Kopf drehen und sie immer und immer wieder über ihren Kummer nachdenken müssen. ***Der Favorit bei:*** ***Herpes.***

Nux vomica *(Nux-v)*

Hilft bei: ***Kater – Magenverstimmung – Verdauungsstörungen – Kopfschmerzen.*** Menschen, die *Nux vomica* brauchen, neigen zu Übertreibungen – sie überarbeiten sich, essen zu viel und konsumieren zu viel Alkohol, Kaffee und andere Stimulanzien. Außerdem reagieren sie empfindlich auf Geräusche, Gerüche und Licht. Sie sind typischerweise sehr ehrgeizig und ungeduldig und wollen immer ihren Kopf durchsetzen. Überarbeitung und Alkohol können zu Gastritis und Magengeschwüren führen. Sie haben krampfende Magenschmerzen, die durch Zorn schlimmer werden, Wärme und warme Getränke bessern die Beschwerden.

Ihr Hang zur Völlerei verursacht Schlafbeschwerden, mit Schlaflosigkeit zwischen 3 und 4 Uhr morgens. Ein wichtiges Thema ist der ‚vergebliche Drang', d.h. Übelkeit ohne Erbrechen oder Obstipation mit Stuhldrang. Sie haben ein Verlangen nach Stimulanzien wie Kaffee oder Alkohol, die ihren Zustand aber verschlimmern. Zu den Verdauungsbeschwerden haben sie Sodbrennen nach den Mahlzeiten oder im Liegen. Die Kopfschmerzen werden durch Geräusche, Licht, geistige Anstrengung und Wut schlimmer. ***Der Favorit bei:*** ***Katerstimmung und Sodbrennen.***

Phosphorus *(Phos)*

Hilft bei: ***Husten – Kehlkopfentzündung – Stromschlag.*** Dieses Mittel hat sich bei rezidivierenden Atemwegsinfekten bewährt, die bei jeder Erkältung auf die Brust schlagen. Der *Phosphorus*-Husten ist roh, mit reißenden Schmerzen, die vom Hals bis hinunter in die Rippen brennen. Trockener, kitzelnder, heftiger Husten, der erschöpft. Gutes Mittel bei schmerzloser Kehlkopfentzündung mit Stimmverlust. Menschen, die gut auf *Phosphorus* ansprechen,

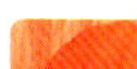

neigen zu reichlichen Blutungen, z. B. nach Verletzungen oder wenn ein Zahn gezogen wird, das Blut ist hellrot. Das Mittel stoppt die Blutung.
Geben Sie das Mittel direkt nach einem Stromschlag und holen Sie ärztliche Hilfe.

Phytolacca *(Phyt)*

Hilft bei: ***Geschwollenen Drüsen – Brustentzündung – Sehnenschmerzen.*** Gutes Mittel für Beschwerden mit Hitze und Schwellung in Gelenken, Drüsen oder anderem Gewebe. Hilft bei Mastitis (Brustentzündung), Brustabszessen, Mandelentzündungen, rheumatischen Schwellungen und allen Beschwerden, die bei Kälte und Nässe schlimmer werden.
Bei Mastitis sind die Brüste hart und schmerzhaft, die Schmerzen strahlen in den ganzen Körper aus. Bei Halsentzündungen sind die Mandeln dunkelrot und entzündet, mit Schmerzen, die beim Schlucken bis in das Ohr ziehen. Die Schmerzen in den Sehnen schießen wie von einem Stromschlag und werden bei Hitze und nachts schlimmer. Die Gelenke fühlen sich heiß und verhärtet an und sind berührungsempfindlich.

Podophyllum *(Podo)*

Hilft bei: ***akutem Durchfall.*** Denken Sie an dieses Mittel, wenn der Durchfall heftig ist und so explosiv, dass er die ganze Toilettenschüssel verschmutzt. Der Durchfall wird morgens zwischen 4 und 5 Uhr schlimmer. Auch Essen und Trinken verschlimmern. Gleichzeitig Magenschmerzen mit Krämpfen und Bauchgrummeln vor dem Stuhlgang. Der Patient ist vom Durchfall geschwächt. Aufgeblähter Bauch und Erbrechen von Galle.
Der Favorit bei: ***akutem Durchfall.***

Pulsatilla *(Puls)*

Hilft bei: ***Ohrenschmerzen – Augenentzündungen – Menstruationsbeschwerden – Wechseljahre.*** *Pulsatilla* ist ein ausgezeichnetes Mittel für Kinder, vor allem, wenn die Kleinen weinerlich, launisch und anhänglich

sind. Auch Erwachsene, die dieses Mittel brauchen, sind tendenziell launisch und brauchen viel Rückversicherung.
Ohrenentzündung mit pulsierenden Schmerzen, die durch Hitze und nachts schlimmer werden. Das Kind wacht weinend vor Schmerzen auf und will getröstet werden. Die Augenbeschwerden jucken und brennen, mit übelriechenden Absonderungen und Sandgefühl im Auge.
Frauen mit Menstruationsschmerzen reagieren sehr empfindlich auf alles und möchten getröstet werden. In den Wechseljahren wird die Frau wegen der Hitzewallungen launisch, weinerlich und verlangt nach Gesellschaft. Die Hitzewallungen schießen hoch in das Gesicht und in den Nacken und werden an der frischen Luft besser.
Menschen, die gut auf dieses Mittel ansprechen, mögen keine warmen, stickigen Räume und sind lieber an der frischen Luft. Sie haben ein Verlangen nach reichhaltigen, fettigen Speisen, die ihren Zustand aber schlimmer machen. Sie haben keinen Durst. Die Absonderungen sind mild, dick, gelb oder grün. ***Der Favorit bei:*** ***Kinderkrankheiten und Ohrenentzündung.***

Pyrogenium *(Pyrog)*

Hilft bei: ***hohem Fieber mit Gliederschmerzen – eitrigen Pickeln.*** Denken Sie an dieses Mittel, wenn Sie hohes Fieber und Gelenkschmerzen haben. Sie fühlen sich müde und träge, mit rotem Gesicht. Der Schüttelfrost beginnt zwischen den Schulterblättern und breitet sich von dort aus. Sie können einfach nicht warm werden, fühlen sich wie wund und zerschlagen, sind aber gleichzeitig rastlos und müssen ständig in Bewegung sein. Gutes Mittel bei septischen Eiterbeulen und Nagelbettentzündungen mit wundem Schmerz am ganzen Körper und Ruhelosigkeit.

Rhus toxicodendron *(Rhus-t)*

Hilft bei: ***Gelenk- und Muskelsteifigkeit – juckenden Hautausschlägen.*** Dieses Mittel wirkt gut bei Gelenk- und Muskelschmerzen und Steifheit,

wenn die Schmerzen zu Anfang der Bewegung schlimmer sind und bei anhaltender Bewegung besser werden.
Der Betroffene fühlt sich steif und wie wund, aber mit jeder Bewegung werden die Schmerzen besser. Anhaltende, sanfte Bewegung, Wärme und warmes Wasser – z. B. eine heiße Dusche oder ein heißes Bad – lindern den Schmerz. Der Patient ist unruhig und versucht durch ständige Lageänderung eine Position zu finden, in der er keine Schmerzen hat. Er hat das Bedürfnis, sich zu strecken und zu dehnen, was bessert.
Das Mittel wird aus dem Giftsumach gewonnen, der bei Kontakt Blasen auf der Haut verursacht. *Rhus tox* ist gut für Hautausschläge mit kleinen Pickeln oder Bläschen (Nesselsucht), die stark jucken und durch heißes Wasser gebessert werden. ***Der Favorit bei:*** ***Gelenk- und Muskelsteifigkeit.***

Ruta *(Ruta)*

Hilft bei: ***Überanstrengten Gelenken – überanstrengten Augen.*** Denken Sie bei Überanstrengungen immer zuerst an *Ruta*. Es eignet sich besonders gut für Sehnenverletzungen, Verstauchungen und Verdrehungen mit Steifheit und wunden Schmerzen. *Rhus tox* ist ein gutes Mittel für Zerrungen der Muskulatur, während *Ruta* eher auf die Sehnen und das Gewebe um das Gelenk herum wirkt. *Ruta* ist angezeigt bei Verletzungen der Knochenhaut, wo der Knochen nicht durch festes Gewebe geschützt wird, z. B. an den Schienbeinen, Knöcheln, Knien und Handgelenken. Es ist ein gutes Erste-Hilfe-Mittel bei Bänderdehnungen und kann nach *Rhus tox* gegeben werden, wenn die Verletzung schon fast verheilt ist, der Betroffene aber noch hinkt oder sich schwach fühlt. Es ist gut für überanstrengte Augen, vor allem durch zu viel Lesen und Computerarbeit. Die Augen fühlen sich steif und heiß an und können nicht richtig fokussieren. ***Der Favorit bei:*** ***überanstrengten Gelenken und Augen.***

Sepia *(Sep)*

Hilft bei: ***Menstruationsbeschwerden – hormonellen Veränderungen.*** *Sepia* ist ein gutes Mittel für hormonelle Beschwerden bei Frauen, wie z. B. PMS, schmerzhafte oder schwere Regelblutung und Hitzewallungen während der Wechseljahre. Die Frau fühlt sich emotional schwach, erschöpft, überfordert und verbittert. Sie ist gereizt und lässt ihren Frust meist an ihrem Ehemann oder ihren Kindern aus.

Auffallend ist, dass es Ihnen trotz der Erschöpfung durch kräftige Bewegung und Arbeit besser geht. Müdigkeit mit der Empfindung, alles zieht und drängt nach unten. Für Frauen, die anfällig sind für Gebärmutterprolaps, Harninkontinenz und Beckenbodenschwäche. ***Der Favorit bei:*** ***hormonellen Veränderungen bei Frauen.***

Silicea *(Sil)*

Hilft bei: ***Splittern – wiederkehrenden Infekten – Infekten, die sich langsam entwickeln.*** *Silicea* wird aus Quarz oder Kieselerde hergestellt und hilft bei Schwäche und mangelndem Durchhaltevermögen. Diese Menschen haben ständig Atemwegs- oder Ohreninfektionen mit geschwollenen Drüsen. Die Infekte entwickeln sich langsam, bringen aber Schwäche, Erschöpfung und Kälteempfindlichkeit. Das Mittel fördert die Wundheilung, Abszesse bringt es zur Entleerung oder Resorption. Silicea ist besonders effektiv bei Holz- oder Glassplittern, die sich mit einer Pinzette nicht richtig entfernen lassen. Es begünstigt die Abstoßung des Fremdkörpers aus der Haut. ***Der Favorit bei:*** ***Splittern.***

Sol *(Sol)*

Hilft bei: ***Sonnenbrand.*** Dieses Mittel lindert Sonnenbrand und Überempfindlichkeit gegen Sonneneinstrahlung. Es hilft Personen, die leicht Sonnenbrand bekommen, und bei Kopfschmerzen nach einem Aufenthalt in der Sonne.

Es kann prophylaktisch eingenommen werden, bevor man sich in der Sonne aufhält. Auf zusätzlichen Sonnenschutz sollte man natürlich nicht verzichten. ***Der Favorit bei:*** ***Sonnenbrand.***

Spongia *(Spong)*

Hilft bei: ***Pseudokrupp – trockenem, bellendem Husten.*** Das Mittel wird aus geröstetem Meeresschwamm gewonnen und lindert die Atemnot bei Husten und Pseudokrupp. Der Patient hört sich an, als würde er durch einen Schwamm atmen. Er ist unruhig, muss nach Luft schnappen und hat einen bellenden Husten, der sich wie der Ruf eines Seehundes oder eine Holzsäge anhört. Er wacht aus dem Schlaf auf und hat das Gefühl zu ersticken. Der Husten bessert sich durch warme Getränke, beim Essen und Bonbon-Lutschen. Vor und um Mitternacht ist er meist schlimmer. *Der Favorit bei:* ***Pseudokrupp und trockenem, bellendem Husten.***

Staphisagria *(Staph)*

Hilft bei: ***Demütigung – Flitterwochenzystitis – Kopfläusen.*** Dieses Mittel heilt emotionales Trauma durch Demütigung, Kränkung und unterdrückten Zorn. Menschen, auf die das Mittel passt, sind meist sanftmütig und reagieren überempfindlich auf Berührung. Es hilft bei Beschwerden wie Flitterwochenzystitis, Koliken, Zahnschmerzen und Gerstenkorn. Der Betroffene ist innerlich wütend, kann aber seinen Zorn nicht zeigen und lässt ihn dann manchmal explosionsartig raus. Nützliches Mittel, wenn der Betroffene nach einer Operation, Zahnbehandlung, Dammschnitt oder Beschneidung das Gefühl hat, seine Grenzen sind überschritten worden.

Hilfreich bei Kopfläusen, Koliken nach Zorn, rezidivierenden Gerstenkörnern und Karies. *Der Favorit bei:* ***Demütigung und nach jedem Eingriff, der als grenzüberschreitend empfunden wird.***

Sulphur *(Sulph)*

Hilft bei: ***Hautausschlägen – brennenden Absonderungen.*** *Sulphur* bringt die Beschwerden vom Körperinneren an die Oberfläche, also die Haut. Hautausschläge, die gut auf Sulphur ansprechen, sind in der Regel feucht und jucken stark. Sie werden schlimmer durch Bettwärme, nachts, beim Baden und durch Wolle. Das Mittel ist nützlich bei wiederkehrenden, schmerzhaften Eiterbeulen. Manche Hautausschläge geben Hinweise, dass etwas im Inneren des Körpers nicht stimmt und gehören in professionelle homöopathische Behandlung. Lindert Schlafapnoe, wenn der Betroffene lieber auf der linken Seite schläft und mit einem Gefühl der Erstickung aufwacht. Starker Nachtschweiß, der nach faulen Eiern riecht. Hat gerne Tür und Fenster geöffnet und streckt im Schlaf die Füße unter der Bettdecke hervor. Diese Menschen lieben Süßigkeiten und stark gewürzte Speisen.

Symphytum *(Symph)*

Hilft bei: ***Knochenbrüchen – blauem Auge.*** Dieses Mittel wird auch ‚Beinwell' genannt. Es unterstützt die Knochenheilung, nachdem der Knochen wieder in die richtige Stellung gebracht wurde. Stechende Schmerzen im Knochen. Kann im Wechsel mit *Calcarea phosphorica* gegeben werden, um die Knochenheilung zu fördern. Es ist wichtig, dass das Mittel erst eingenommen wird, nachdem der Bruch geschient wurde, weil der Knochen sonst schief zusammenwächst.

Hilft auch bei einem blauen Auge, wenn *Arnica* nicht mehr wirkt und außer Schmerzen im Augapfel keine weiteren Komplikationen vorliegen.

Tabacum *(Tab)*

Hilft bei: ***Reisekrankheit – Übelkeit – Schwindel.*** Dieses Mittel wird aus Tabak hergestellt und ist eines der ersten Mittel, an das Sie bei akuter und starker Übelkeit oder Schwindel mit Übelkeit denken sollten, vor allem, wenn die Beschwerden bei Bewegung auftreten. Es lindert Symptome, die an die Übelkeit erinnern, die man beim Rauchen der ersten Zigarette empfunden hat. Die Übelkeit wird gebessert von kalter Luft und bei entblößtem Bauch. Schlimmer bei Hitze und beim Öffnen der Augen. Selbst leichte Bewegung löst Erbrechen aus. Der Betroffene hat ständig das

Bedürfnis, sich zu übergeben, schwitzt mit kaltem Schweiß und ist kreidebleich. *Der Favorit bei:* ***Reisekrankheit, Übelkeit durch Bewegung.***

Urtica *(Urt-u)*

Hilft bei: ***Nesselsucht – Allergie gegen Meeresfrüchte – Insektenstichen.***
Das Mittel wird aus der Brennnessel hergestellt und heilt ähnlich brennende, prickelnde und stechende Hautausschläge. Der Juckreiz kann unerträglich sein und wird durch Reiben gebessert. Die Haut sieht aus, als hätte man in eine Brennnessel gefasst. Die Blasen auf der Haut fühlen sich wund, roh und schmerzhaft an.

Urtica hilft bei Insektenstichen, Nesselsucht und Hitzepickeln, heilt aber auch kleine Verbrennungen und Verbrühungen, die brennen und stechen. Nützliches Mittel bei Allergien gegen Meeresfrüchte. Sollte der Betroffene unter Atemnot leiden, müssen Sie umgehend den Notarzt verständigen. Kann bei Insektenstichen und -bissen innerlich eingenommen oder äußerlich als Creme oder Salbe aufgetragen werden. *Der Favorit bei:* ***fleckigen Hautausschlägen, Insektenstichen.***

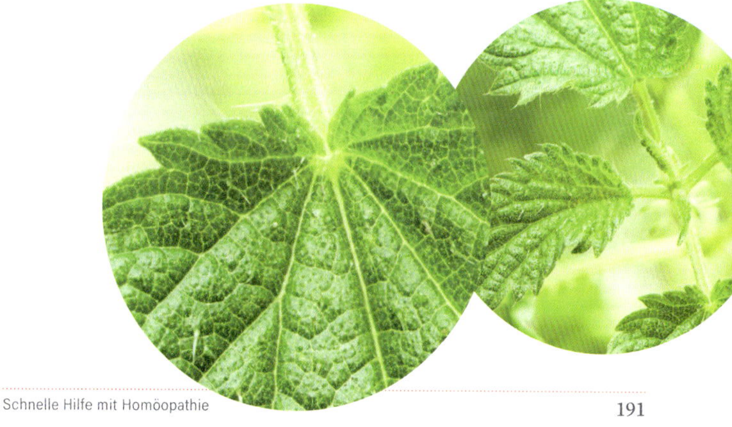

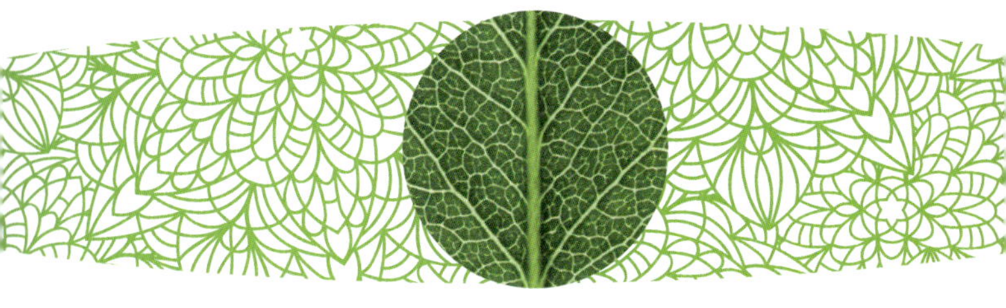

Cremes und Tinkturen – Schüßler-Salze – Blütenessenzen und Kräuter

Wir haben ein Buch über die Homöopathie geschrieben, gehen an manchen Stellen aber auch auf andere Heilmittel ein, die zusätzlich angewendet werden können.
In diesem Kapitel beschränken wir uns auf die in diesem Buch beschriebenen Anwendungsgebiete der natürlichen Heilmittel, aber in jedem Fall können die Cremes, Tinkturen, Schüßler-Salze, Öle, Blütenessenzen und Kräuter auf vielfältige Art und Weise unserer Gesundheit dienen.

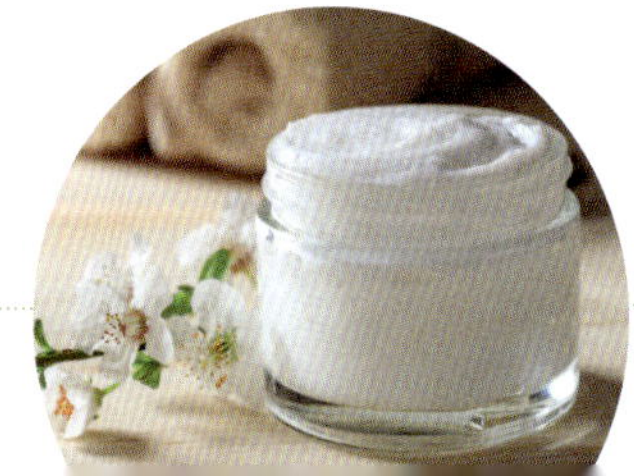

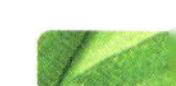

Cremes und Salben

Arnica-Creme

Wird aus einer Bergblume gewonnen, die hauptsächlich in Zentraleuropa, Sibirien und Nordamerika wächst. Sie besitzt antibakterielle und entzündungshemmende Eigenschaften, die die Wundheilung fördern und Schmerzen und Schwellung reduzieren.
Die Creme wird vorzugsweise auf Blutergüsse aufgetragen, bevor diese sich verfärben. Kann auch sanft in Hühneraugen und wunde, geprellte Muskeln einmassiert werden.

Vorsicht: darf nicht auf offene Wunden aufgetragen werden, weil es sonst einen Hautausschlag verursacht.

Calendula-Creme

Wird aus der Ringelblume hergestellt. Als richtiger Allrounder kann diese Creme auf Hautausschläge, Narben, Verbrennungen und offene Wunden aufgetragen werden. Dabei sollten offene Wunden vorher gründlich gereinigt werden. *Calendula* fördert die Wundheilung der Haut und wird bei verschmutzen Wunden die Verunreinigung in der Haut verschließen.
Die sanfte *Calendula* ist für Babys geeignet und hilft bei Milchschorf und Windeldermatitis. Beruhigt rissige Brustwarzen während der Stillzeit, sollte vor dem Stillen jedoch abgewaschen werden.
Hervorragend geeignet als Handcreme, insbesondere bei stark beanspruchten Händen.

Graphites-Creme

Aus Graphit hergestellt, lindert diese Creme trockene, rissige, schuppige und gereizte Haut und hilft bei Ekzemen und Dermatitis.

Siehe auch im Abschnitt *Tinkturen* unter *Hypercal.*

Tinkturen

Euphrasia

Allgemein auch als ‚Augentrost‘ bekannt, hilft diese Tinktur bei überanstrengten Augen, Bindehautentzündung und Aphthen. Die Pflanze wird schon seit Jahrhunderten als Tee zur Behandlung von Augenbeschwerden verwendet.
Gut für gereizte Augen, egal welcher Ursache – von Heuschnupfen bis hin zu Fieber und Chlorwasser im Schwimmbad.
Geben Sie 5 Tropfen in 50 ml abgekochtes und abgekühltes Wasser und tränken Sie eine sterile Kompresse oder einen Wattebausch damit. Spülen Sie das Auge damit aus, verwenden Sie für jedes Auge eine frische Kompresse. Die Tinktur sollte nicht höher dosiert und nicht zu häufig angewendet werden.

Echinacea

Für Aphthen. Verdünnen Sie 4 oder 5 Tropfen in 100 ml abgekochtem und abgekühltem Wasser und spülen Sie Ihren Mund damit aus. Wenn Sie wiederholt unter Aphthen leiden, könnte das andere Ursachen – wie z. B. Zinkmangel, Nahrungsmittelallergie oder Infekt – haben und muss professionell behandelt werden.

Hypercal

Eine Mischung aus *Calendula*- und *Hypericum*-Tinktur (beide werden aus Blüten gewonnen). Ist auch als Creme erhältlich, wird aber meist als Tinktur oder Spray verkauft. Die Tinktur kann verdünnt als Mundspülung verwendet werden oder direkt auf Insektenstiche und -bisse aufgetragen werden. Nach der Geburt fördert es nach einem Dammriss die Wundheilung. Geben Sie die Tinktur auf eine kleine Binde, die Sie stündlich wechseln sollten. Ein gutes Mittel für Herpes, wird gleich zu Anfang aufgetragen. Verdünnen Sie einen Teil Tinktur mit drei Teilen kaltem, abgekochtem

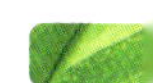

Wasser und tupfen Sie die Herpes-Stelle damit ab. Für eine Mundspülung bei entzündetem, wundem oder schwammigem Zahnfleisch können Sie 40 Tropfen mit 500 ml kaltem, abgekochtem Wasser verdünnen. Spülen Sie damit Ihre Mundhöhle. Sie können die Lösung auch in das Zahnfleisch einmassieren.

Hamamelis

Auch als Zaubernuss bekannt. Diese Tinktur heilt Blutergüsse an offenen Wunden (im Gegensatz zu *Arnica*, siehe oben). Hilft auch bei Krampfadern. Verdünnen Sie einen Teil Tinktur mit fünf Teilen Wasser und wickeln Sie das Bein in eine damit getränkte Kompresse ein, lassen Sie die Tinktur so lange wie möglich einwirken.

Schüßler-Salze

Der Körper braucht Mineralsalze für einen ausgeglichenen Flüssigkeitshaushalt, gesunde Knochen und Zähne, zur Blutdruckregulierung und zur Blutgerinnung. Außerdem wirken sie regulierend auf die Muskelentspannung, stärken das Immunsystem und unterstützen die Nervenfunktion. Es gibt 12 verschiedene Schüßler-Salze, die konzipiert wurden, um eventuelle Unausgeglichenheiten zu beseitigen. Sie werden in Tablettenform eingenommen und sind in der Apotheke erhältlich.

Allgemeine Dosierungshinweise für Schüßler-Salze:

Diese Arzneimittel werden nicht rein energetisch potenziert, sondern enthalten Spuren der Minerale, aus denen sie hergestellt werden. Aus diesem Grund muss die Dosierung der Altersgruppe entsprechend angepasst werden.

Die typische Dosierung zur Einnahme über einen längeren Zeitraum beträgt: trocken auf die Zunge, zwei- bis viermal täglich

- Erwachsene und Teenager – 4 Tabletten
- Kinder – 2 Tabletten
- Säuglinge und Kleinkinder – 1 Tablette

Schüßler-Salze sollten nicht länger als zwei Wochen eingenommen werden. Danach sollten Sie professionellen Rat einholen (je nach Indikation medizinisch und/oder homöopathisch).

Akute Situationen:

- Erwachsene und Teenager – lösen Sie vier Tabletten in ca. 300 ml warmem Wasser auf und nehmen sie bis zu sechsmal hintereinander alle 15 Minuten einen Schluck davon ein.
- Kinder – lösen Sie zwei Tabletten in ca. 300 ml warmem Wasser auf und lassen Sie das Kind alle halbe Stunde einen Schluck davon trinken. Geben Sie nicht mehr als vier Dosen hintereinander.
- Säuglinge und Kleinkinder – Anleitung wie oben unter Kinder, es wird aber nur eine Tablette aufgelöst.

Informationen zu spezifischen Beschwerden finden Sie in den entsprechenden Kapiteln.

Nr. 1: Calcarea fluorata – *Das Dehnbarkeitssalz*

(Calciumfluorid)

Was es macht: hält Muskeln und Bindegewebe elastisch und flexibel. Gut für Knochen, Zahnschmelz und Blutgefäße.

Mangelsymptome: weiche Nägel, die reißen, brüchige Nägel, rissige Haut, Schweißfüße, unterkühlte Körpertemperatur.

Hilft bei: trockener, rissiger Haut, weichem Zahnschmelz, Splittern, Narbengewebe, Krampfadern, Muskel- und Bänderzerrungen, Knochen-

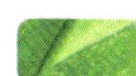

beschwerden. Wird zur Vorbeugung von Schwangerschaftsstreifen empfohlen.

Nr. 2: Calcarea phosphorica – *Das Salz für Knochen und Zähne*

(Calciumphosphat)

Was es macht: unterstützt die Genesung nach einer Krankheit, fördert die Zellbildung und das Körperwachstum.

Mangelsymptome: weiße Flecken auf Fingernägeln und Zähnen, Muskeln, die empfindlich auf Kälte reagieren, die Zahnränder sind halb durchsichtig.

Hilft bei: Zahnungsbeschwerden, Frostbeulen, Juckreiz, schwachen Knöcheln, langsamer Knochenheilung, steifem Hals, einfacher Anämie, Verdauungsbeschwerden.

Nr. 12: Calcarea sulphurica – *Das reinigende Salz*

(Calciumsulfat)

Was es macht: reinigt das Blut, entwässert das Gewebe und unterstützt den Heilungsprozess.

Mangelsymptome: Dermatitis, juckende, brennende Haut, Eiterpickel, gelber Eiter.

Hilft bei: Abszessen, Eiterbeulen, Akne, schlecht heilenden Wunden, wunden Lippen, Ekzem, Mandelentzündung, gelben Absonderungen, Entzündung.

Nr. 3: Ferrum phosphoricum – *Das Entzündungs-Salz*

(Eisenphosphat)

Was es macht: wirkt entzündungshemmend, blutstillend, kühlt Entzündungen.

Mangelsymptome: Müdigkeit, Nasenbluten, Halsschmerzen, leichtes Fieber, Immunschwäche.

Hilft bei: Nasenbluten, Verstopfung, Frieren, leichtem Fieber, Entzündungen, Halsschmerzen, einfacher Anämie.

Nr. 4: Kalium muriaticum – *Das Salz für die Schleimhäute*

(Kaliumchlorid)

Was es macht: hervorragendes Mittel für Kinder und Kinderkrankheiten mit Kongestion und Entzündung.

Mangelsymptome: Allergien, Krampfadern, Beschwerden der Drüsen, Beschwerden mit weißem Schleim.

Hilft bei: Husten, Erkältungen, Atemwegsbeschwerden, Fieber bei Kindern, Verstopfung des Gehörgangs, Sinusitis, Akne rosacea, Krampfadern, weißen Absonderungen, Mandelentzündung, Problemen mit der Fettverdauung.

Nr. 5: Kalium phosphoricum – *Das Salz für Nerven und Gehirn*

(Kaliumphosphat)

Was es macht: natürliches Beruhigungsmittel, schafft seelische Ausgeglichenheit und unterstützt die Funktion des Nervensystems.

Mangelsymptome: Nervosität und Unruhe, Depression, Beschwerden der Zähne und des Zahnfleischs.

Hilft bei: Panikattacken, Angstzuständen, nervöser Erschöpfung, nervös bedingten Verdauungsbeschwerden, Schlafstörungen, Stress durch Erregung oder Kummer, Müdigkeit, Ischias, Tinnitus, Bettnässen, gelben Absonderungen.

Nr. 6: Kalium sulphuricum – *Das Salz für chronische Entzündungen*

(Kaliumsulfat)

Was es macht: versorgt die Zellen mit Sauerstoff, unterstützt die Leberfunktion, besonders geeignet für Hautprobleme und Beschwerden der Schleimhäute.

Mangelsymptome: Hautflecken, Leberflecken und Altersflecken, Sommersprossen, Schilddrüsenprobleme, hohes Fieber.

Hilft bei: Haarausfall, Problemen der Nägel, Wundheilung, rauer, trockener und schuppiger Haut, Schuppenflechte, Ekzem, Vitiligo (Weißfleckenkrankheit), Sommersprossen, Sinusitis, hohem Fieber.

Nr. 7: Magnesium phosphoricum – Das Entspannungs-salz

(Magnesiumphosphat)

Was es macht: wirkt antispasmodisch, lindert Muskelkrämpfe. Entspannt Nerven und Muskulatur.

Mangelsymptome: Krämpfe, scharfe, stechende Schmerzen, die ganz plötzlich kommen, Verlangen nach Schokolade und Zucker, Schlafstörungen.

Hilft bei: einer der Favoriten bei Krämpfen, stechenden Schmerzen, Menstruationskrämpfen, rechtsseitigem Ischias, neuralgischen Schmerzen, Magenschmerzen, Zahnschmerzen und Schlafstörungen.

Hinweis: dieses Salz wirkt am besten, wenn es in heißem Wasser aufgelöst und schluckweise getrunken wird.

Nr. 8: Natrium muriaticum – Das Salz des Wasserhaushalts

(Natriumchlorid)

Was es macht: gut für Emotionen wie Wut und Depression. Wirkt ausgleichend auf den Flüssigkeitshaushalt des Körpers.

Mangelsymptome: Trockenheit, Schuppen, knackende Gelenke, Verlust des Geruchs- und Geschmacksinns, Bluthochdruck, Lichtempfindlichkeit der Augen.

Hilft bei: trockener Haut, Verlangen nach Salz, Heuschnupfen, wässrigen Absonderungen aus Nase und Nebenhöhlen, Herpes, geschwollenen Knöcheln, Sodbrennen, trockener Scheide, Sonnenempfindlichkeit, Kummer, Depression.

Nr. 9: Natrium phosphoricum – *Das Stoffwechsel-Salz*

(Natriumphosphat)

Was es macht: wirkt säureausgleichend, gut für Verdauungsbeschwerden sowie für die Schmerzen und Steifheit einer Arthritis.

Mangelsymptome: Verlangen nach Zucker, niedriger Blutzucker, Candida, Übersäuerung, Sodbrennen, Akne, Mitesser, geschwollene Drüsen, saurer Geruch.

Hilft bei: Übersäuerung, Magenbeschwerden, Sodbrennen, Candida, Akne, Mitessern, rheumatischen Symptomen, cremigen, gelben Absonderungen.

Nr. 10: Natrium sulphuricum – *Das Ausscheidungs-salz*

(Natriumsulfat)

Was es macht: wirkt harntreibend und entgiftet.

Mangelsymptome: Schwellungen an Händen und Füßen, Hautjucken, Blähungen, Depression, die Haut sieht leicht grünlich aus.

Hilft bei: Gallenkoliken, Blähungen, Wassereinlagerung, einer Kopfverletzung, Grippe, Asthma bei Kindern, bitterem Geschmack, gelben Absonderungen.

Nr. 11: Silicea – *Das Salz für Haut, Nägel und Haare*

(Kieselsäure)

Was es macht: zieht Eiter und Fremdkörper, wie z. B. Splitter, aus dem Körper. Stärkt den Körper nach Überanstrengung. Gutes Mittel im fortgeschrittenen Alter.

Mangelsymptome: schwitzige Hände, übelriechender Schweiß an den Füßen und unter den Armen, trockene, brüchige Nägel, Hautbeschwerden, Splitter, Licht- und Geräuschempfindlichkeit.

Hilft bei: Hautproblemen, Narben, Splittern, Haarausfall, eingewachsenen Nägeln, schlechtem Gedächtnis, Erschöpfung, zu viel Stress und Überarbeitung.

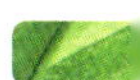

Ätherische Öle

Ätherische Öle sind konzentrierte Pflanzenöle, die seit Jahrtausenden für die Gesundheit genutzt werden. Innerlich dürfen sie nur in Absprache mit einem professionellen Therapeuten eingenommen werden. Zur äußerlichen Anwendung folgen Sie bitte den Empfehlungen unten. Die Öle sollten mit einem Basisöl verdünnt werden. Dafür geeignet sind Mandel-, Avocado-, Jojoba-, Kokos- oder Olivenöl. Die hier empfohlenen Verdünnungen können für leichte Hautverletzungen und kleine Notfälle eingesetzt werden.

Die verdünnten Öle sollten nicht länger als zwei Wochen angewendet werden. Bitte halten Sie diese von Haustieren fern.

Bitte sprechen Sie mit einem professionellen Therapeuten, wenn Sie Fragen oder Zweifel haben.

Verdünnung ätherischer Öle zur Anwendung auf der Haut:

6 Monate bis 2 Jahre

Diese sind nicht für Babys unter sechs Monaten geeignet. Kinder unter zwei Jahren können in Notfällen – wie einem Bienenstich oder Insektenbiss – damit behandelt werden. In diesen akuten Fällen dürfen die ätherischen Öle nicht unverdünnt auf die Haut aufgetragen werden. Verdünnen Sie einen Tropfen ätherisches Öl mit mindestens 20 ml Basisöl.

2 bis 6 Jahre

(0,25-prozentige Verdünnung) Geben Sie einen Tropfen ätherisches Öl in 20 ml (vier Teelöffel) Basisöl.

6 Jahre und älter

(1-prozentige Verdünnung) Geben Sie einen Tropfen ätherisches Öl in 5 ml (ein Teelöffel) Basisöl.

Gesunde Erwachsene

(2-prozentige Verdünnung) Geben Sie zwei Tropfen ätherisches Öl in 5 ml (ein Teelöffel) Basisöl.

Ältere Erwachsene, Menschen mit sensibler Haut oder ernsten Erkrankungen
In diesen Fällen sollten die Öle in höchstens 1-prozentiger Verdünnung angewendet werden – ein Tropfen ätherisches Öl pro 5 ml (ein Teelöffel) Basisöl.
Schwangere Frauen
Sie sollten in jedem Fall mit Ihrem Arzt, Ihrer Hebamme oder Ihrem Aromatherapeuten sprechen, bevor Sie ätherische Öle anwenden.

Als Alternative können gesunde Erwachsene bestimmte ätherische Öle als Badezusatz verwenden (vier bis sechs Tropfen in 10 bis 15 ml Basisöl) oder in einer Duftlampe verdampfen lassen (zwei bis vier Tropfen in 5 bis 10 ml Basisöl).

Lavendelöl

Ist ein sehr beruhigendes Öl. Es kann über einen begrenzten Zeitraum hinweg bei Stress und Schlafstörungen eingesetzt werden. Zusätzlich hat Lavendel eine entspannende Wirkung und lindert Muskelschmerzen. Bitte beachten Sie die Empfehlungen zur Verdünnung des Öls für die entsprechenden Altersgruppen. Das verdünnte ätherische Öl kann in die Haut einmassiert, ins Badewasser gegeben oder zur Schlafenszeit in einer Duftlampe verdampft werden. Es ist ein gutes Mittel bei Verbrennungen, Akne und Narben und wird äußerlich auf die betroffene Hautpartie aufgetragen. Bitte achten Sie auf die richtige Anwendung (siehe oben).

Teebaumöl

Ist ein starkes Antiseptikum und wird in Australien seit Jahrtausenden eingesetzt. Es hilft bei vielen Erkrankungen von Akne über Pilzinfektionen bis hin zu juckenden Insektenstichen, Wunden und Geschwüren. Zur Abwehr gegen Kopfläuse können Sie das Haar mit Teebaumöl kämmen.

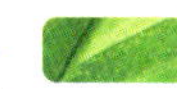

Nelkenöl

Gut für Zahnschmerzen bei Erwachsenen (nicht für Kinder oder Schwangere geeignet). Geben Sie einen Tropfen in 60 ml Wasser und gurgeln Sie damit, um die Zahnschmerzen zu beruhigen. Oder geben Sie 1 bis 2 Tropfen direkt auf eine Kompresse oder einen Wattebausch und wischen Sie damit vorsichtig über das schmerzende Zahnfleisch. Wenn Sie kein ätherisches Öl zur Hand haben, können Sie auch eine ganze Gewürznelke verwenden. Nelkenöl lindert die Zahnschmerzen bis zur eigentlichen Behandlung beim Zahnarzt. Es darf nicht länger als zwei Tage angewendet werden.

Vorsicht: Darf nicht in die Augen oder den Gehörgang gelangen und nicht auf empfindliche Stellen aufgetragen werden.

Pfefferminzöl

Gut gegen Übelkeit. Bei Übelkeit können Erwachsene an dem reinen ätherischen Öl riechen und den Duft direkt einatmen. Das Öl hat sich besonders bei Reiseübelkeit bewährt. Bei Magenverstimmungen können Sie auch Pfefferminztee trinken. Diese Formen der Einnahme sind für Kinder nicht geeignet. Das verdünnte ätherische Öl darf bei Erwachsenen und älteren Kindern in die Bauchmuskulatur einmassiert werden. Bitte beachten Sie hierfür die Verdünnungsanleitung für ätherische Öle.

Sandelholzöl

Beruhigt und entspannt. Es lindert Angstzustände und fördert den Schlaf. Gesunde Erwachsene können das verdünnte Öl als Badezusatz, in der Duftlampe oder als Massageöl verwenden. Bitte beachten Sie die Dosierungsanleitung für ätherische Öle. Für Schwangere, Kranke und die verschiedenen Altersgruppen gelten unterschiedliche Dosierungen.

Blütenessenzen

Blütenessenzen sind Infusionen, die aus Blüten hergestellt werden und hauptsächlich bei seelischem und emotionalem Trauma Verwendung finden. Sie können aber auch bei körperlichen Belastungen eingesetzt werden. Es gibt Hunderte von Blütenessenzen: von den Bach- und Bailey-Essenzen über die australischen Buschblüten und die kalifornischen Blütenessenzen bis hin zu den Pegasus- und Perelandra-Essenzen.

Rescue Remedy

Die wohl bekannteste Blütenessenz und eine Mischung aus Impatiens, Star of Bethlehem, Cherry Plum, Rock Rose und Clematis. Sie kann in jeder Stresssituation gegeben werden: bei einem Unfall, Prüfungsangst oder schlechten Nachrichten. Man sollte diese Essenz immer bei sich haben, ganz gleich ob zu Hause, unterwegs oder im Büro. Geben Sie vier Tropfen direkt auf die Zunge oder in ein Glas Wasser. Ist auch als Spray erhältlich.

Kräuter

Teufelskralle

Hilft bei Muskel- und Gelenkschmerzen, Rückenschmerzen und Rheumatismus. Die Heilpflanze ist in Apotheken erhältlich. Bitte beachten Sie die Dosierungshinweise auf dem Beipackzettel.

Baldrian

Fördert einen gesunden Schlaf und ist in allen Apotheken erhältlich. Bitte beachten Sie die Dosierungshinweise auf dem Beipackzettel.

Arzeimittelindex

A

B

C

R

S

T

U

Stichwortverzeichnis

J

K

L

M

N

O

P

R

S

T

U

V

W

Z

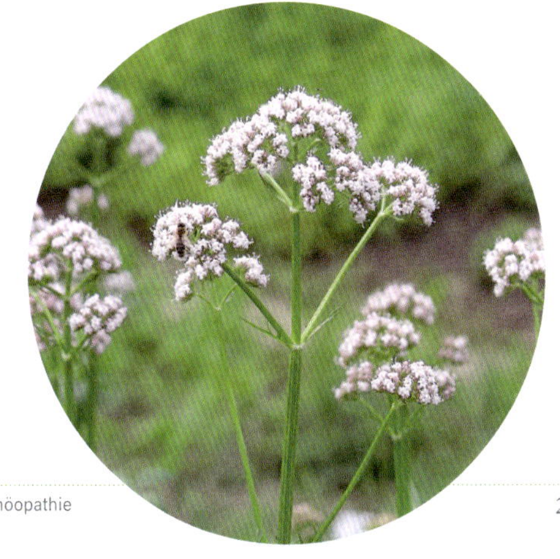

Danksagung

Unser großer Dank gilt dem Team des Narayana Verlags. Sie haben ‚Ja' gesagt und sich bereit erklärt, unser Buch gleich in zwei Sprachen zu veröffentlichen. Ein ganz besonderes Dankeschön geht an Tanja Vetterlin, Cynthia Ewert und Jan Clare, ihre Begeisterung, Unterstützung und Ermutigung haben uns über das ganze Projekt hinweg begleitet.
Danke auch an Gerry und Angie Murphy von der Irish School of Homeopathy, die unsere ersten zögerlichen Schritte auf unserer homöopathischen Reise unterstützt haben. Ohne euch wären wir jetzt nicht hier.
Zum Schluss vielen Dank an die Irish Society of Homeopaths für die kontinuierliche professionelle Unterstützung und die unermüdliche Arbeit, die sie leistet, um in der Homöopathie die höchsten Standards zu fördern zum Wohle nicht nur der Mitglieder der Gesellschaft, sondern all unserer Klienten.

Abbildungsverzeichnis

S. i © Panya - istock.com. Shutterstock.com: S. 2 © irink, S.3 ©Oksana Shufrych, S.4 Allium cepa_shutterstock_31593412©Mona Makela, S.11 ©DavidSch, S.13 groß ©Alim Yakubov, S.13 klein ©Agenturfotografin, S.14 ©LanKS, S.15 ©Sanit Fuangnakhon, S.16 ©vetre, S.19 ©Cornel Constantin, S.23 ©KMNPhoto, S.25©pernsanitfoto, S.28 ©Willyam Bradberry, S. 33 ©motesstockphoto, S.33 ©icemanphotos, S.38 ©LedyX, S.47 ©Vladimir_Sotnichenko, S.59 ©praphab louilarpprasert, S.67 ©Ase, S.69 ©Love the wind, S.75 ©JIANG HONGYAN, S.79 groß ©Pakhnyshchy, S.79 klein ©Roman Sakhno, S.82 ©phokin, S.87 groß ©Athima Bhukdeewuth, S.87 klein ©Tony Craddock, S.104 ©Roman Kosolapov, S.106 ©titoOnz, S.111 ©AlexZaitsev, S.117 ©Manfred Ruckszio, S.121 ©Wayne0216, S.127 ©JLevitt, S.130 ©Michael Thaler, S.135 ©michelleblackvision, S.135 ©CK Foto, S.163 groß ©Liubov Kuskova, S.163 klein ©Ekkasit Rakrotchit, S.169 ©Deemwave, S.177 ©MIA Studio, S.191 ©Anest, S.192 ©rawf8, S.199 ©KAWEESTUDIO, S.211 ©Ole Schoener

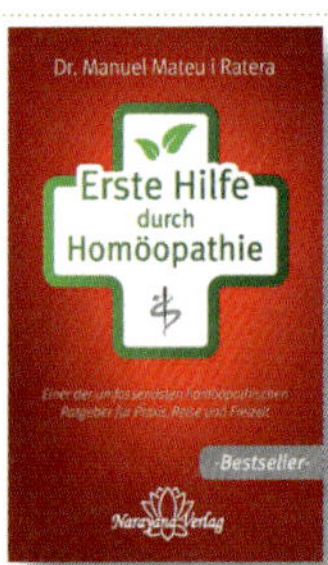

MANUEL MATEU I RATERA

Erste Hilfe durch Homöopathie

Einer der umfassendsten homöopathischen Ratgeber für Praxis, Reise und Freizeit

640 Seiten, geb., € 36,-

Seit Langem in vielen Sprachen erhältlich, gibt es den Klassiker für die Erste Hilfe in der Homöopathie nun in neuer Auflage wieder auf Deutsch. Der spanische Arzt und Homöopath Manuel Mateu i Ratera beschäftigt sich seit Jahren mit dem Einsatz der Homöopathie in der Notfallmedizin. Seine ausführliche Materia Medica und präzisen Differentialdiagnosen bieten schnelle Hilfe, zum Beispiel bei Unfallverletzungen, Schlangen- und anderen Tierbissen, Verbrennungen, Erfrierungen, Stromschlag, Höhenkrankheit, Cholera, Erstickungszuständen, Lebensmittelvergiftungen oder Reisekrankheiten.

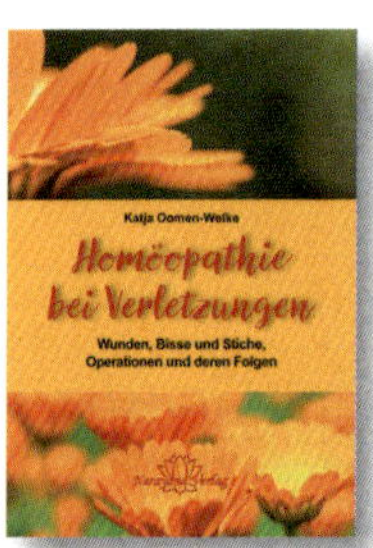

KATJA OOMEN-WELKE

Homöopathie bei Verletzungen

808 Seiten, geb., € 35,-

Wunden, Bisse und Stiche, Operationen und deren Folgen

Kompakt und handlich! Ob man zu Hause oder unterwegs ist – dieses Büchlein ist ein praktischer Leitfaden bei Verletzungen im Alltag, wenn schnelle Hilfe erforderlich ist.

Der homöopathischen Ärztin Katja Oomen-Welke ist es gelungen, ein übersichtliches Kompendium herauszubringen, das keinen Bereich der ersten Hilfe auslässt: offene Wunden, stumpfe Verletzungen, Verrenkungen, Verletzungen von Knochen, Nervenverletzungen, Wundinfektionen, Zahnschmerzen und Augenverletzungen. Auch bei Sonnenstich, Strom- und Blitzschlag, der Versorgung vor und nach Operationen und nicht zuletzt bei seelischen Verletzungen und Schock, bietet das praxisbezogene Bändchen mit klar gestalteten Tabellen praktizierenden Homöopathen und Laien gleichermaßen eine sehr gute Übersicht in Bezug auf infrage kommende Arzneien.

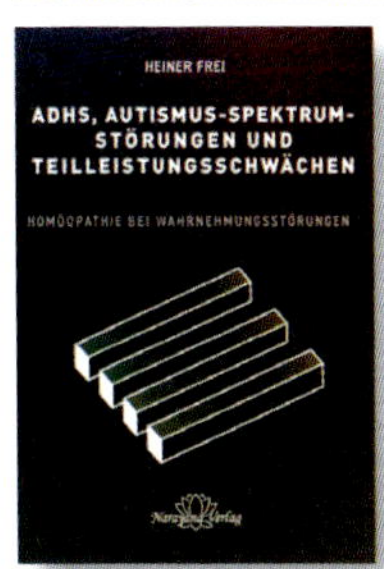

HEINER FREI

ADHS, Autismus-Spektrum-Störungen und Teilleistungsschwächen

Homöopathie bei Wahrnehmungsstörungen

270 Seiten, geb., € 49,-

HOMÖOPATHIE – PRÄZISE UND EFFIZIENT

ADHS, Autismus-Spektrum-Störungen und Teilleistungsschwächen gehören zu den häufigsten schwerwiegenden Problemen in der Kinder- und Jugendmedizin, Tendenz zunehmend. Gemeinsam ist ihnen, dass bei den Betroffenen verschiedene Wahrnehmungsleistungen nicht regulär ablaufen. Das homöopathische Vorgehen bei der Mittelbestimmung ist deswegen bei allen drei Diagnosen identisch.

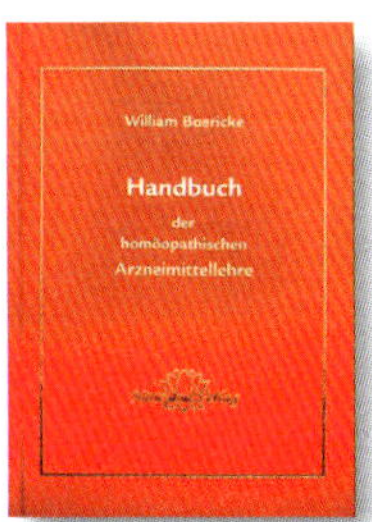

WILLIAM BOERICKE

Handbuch der homöopathischen Arzneimittellehre

808 Seiten, geb., € 35,-

Nun liegt schon die siebte Ausgabe des großen Klassikers vor.

Für die neue 8. Auflage wurden weitere neue Mittel aufgenommen, darunter 4 wichtige Lanthanide, die sich inzwischen häufig bewährt haben wie z .B. Neodymium sulfuricum. Ferner wurden bei den pflanzlichen Mitteln die Codes von Scholtens neuem Pflanzensystem beigefügt.

Die vorliegende Neuübersetzung ist die preislich günstigste und gleichzeitig umfassendste Boericke-Ausgabe. Sämtliche kleinen Mittel, die Boericke entweder im Anhang oder unter anderen Mitteln nur als Querverweise nannte, wurden in dieser Ausgabe alphabetisch integriert und mit einem Sternchen als solche kenntlich gemacht. Das ist viel praktischer, als jedesmal in einem Anhang oder Index mehrfach nachblättern zu müssen, wenn man nach einem Mittel sucht. Damit umfasst der Boericke mehr als 1.200 Mittel. Die kleinen pflanzlichen Mittel wurden außerdem nach neuerer und älterer botanischer Nomenklatur mit ihrer Familienzugehörigkeit versehen.

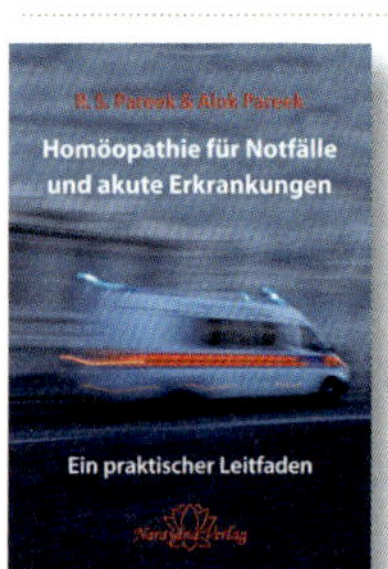

ALOK PAREEK / R.S. PAREEK

Homöopathie für Notfälle und akute Erkrankungen

192 Seiten, geb., € 29,-

In diesem Werk beschreibt Alok Pareek die wichtigsten Notfälle und ihre homöopathische Therapie. Dies reicht von Herz- und kreislaufbedingten Notfällen wie Myokardinfarkt, Bluthochdruckkrisen und blutendem Magengeschwür, neurologischen Notfällen wie Schlaganfall, Epilepsie und Kopfverletzungen, über Knochen- und Weichteilverletzungen, psychiatrischen Notfällen wie Angstattacken oder bei Vergewaltigungsopfern, bis zu akuten Schmerzen und Koliken. Zu jeder Indikation zählt der erfahrene Homöopath die wichtigsten Mittel auf und erläutert bildhaft, wie diese zu unterscheiden sind. Besonders eindrücklich sind die Fallbeispiele, die auch zeigen, wie gut die Zusammenarbeit mit Chirurgie und anderen Abteilungen sein kann. Den Abschluss bietet eine übersichtliche Materia Medica der wichtigsten Notfallmittel sowie ein knappes klinisches Repertorium für Akut- und Notfälle. Das Werk macht Mut, die Homöopathie auch bei schweren Akutfällen einzusetzen und zeigt, was ein erfahrener Therapeut bewirken kann.

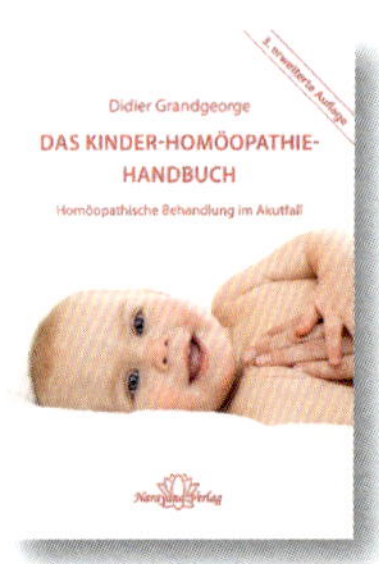

DIDIER GRANDGEORGE

Das Kinder-Homöopathie-Handbuch

Homöopathische Behandlung im Akutfall

344 Seiten, geb., € 39,-

Die homöopathische Behandlung von Kindern ist einer der vielversprechendsten Bereiche der Homöopathie. Mit dem richtigen Mittel kann oft dem ganzen Leben eine neue Wendung gegeben werden.

Didier Grandgeorge ist weltweit einer der erfahrensten homöopathischen Kinderärzte. In diesem Buch vermittelt er sein immenses Wissen und erläutert bewährte Mittel bei den verschiedensten Erkrankungen im Kindesalter.

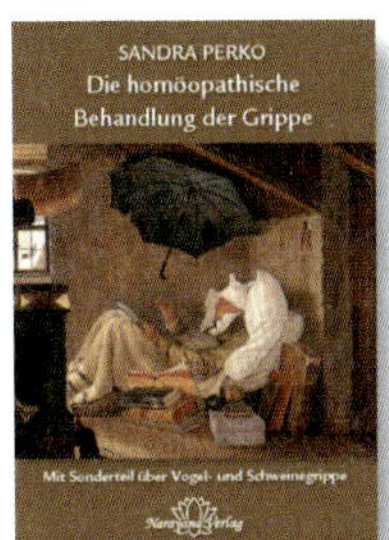

SANDRA PERKO

Die homöopathische Behandlung der Grippe

Mit einem Sonderteil über

Vogel- und Schweinegrippe

648 Seiten, geb., € 29,-

Die Spanische Grippe von 1918-1919 war bisher die verheerendste Grippeepidemie. Zusammen mit der Justinianischen Pest von 542 und der Beulenpest von 1347-1350 wird sie „eine der drei vernichtendsten Seuchen" genannt, die die Menschheit je heimgesucht haben. Während die Beulenpest im 14. Jahrhundert ganze vier Jahre brauchte, um sich über Europa und später Asien zu verbreiten, erfasste die Spanische Grippe von 1918 in vier Monaten den gesamten Erdball. Dabei kostete sie weltweit ca. 40 Millionen Menschen das Leben.Das Werk macht Mut, die Homöopathie auch bei schweren Akutfällen einzusetzen und zeigt, was ein erfahrener Therapeut bewirken kann.

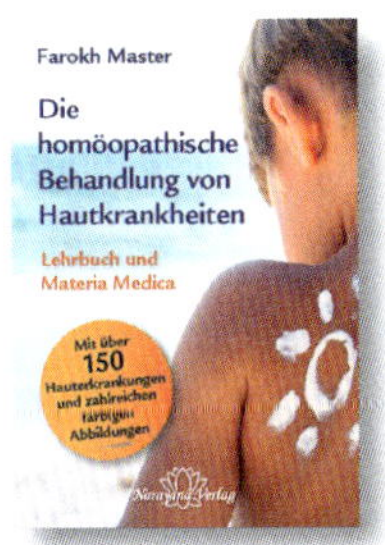

FAROKH J. MASTER

Die homöopathische Behandlung von Hautkrankheiten

Lehrbuch und Materia Medica - mit über 150 Hauterkrankungen und zahlreichen farbigen Abbildungen

568 Seiten, geb., € 39,-

Das wohl umfassendste Werk über die homöopathische Therapie von Hautkrankheiten.
Farokh Master besticht durch Klarheit, fundiertes klinisches Wissen und außergewöhnlich detaillierte Beschreibungen der dermatologischen Symptombilder. In diesem Buch gelingt es dem Autor hervorragend, seine enorme klinische Erfahrung mit einer ausgezeichneten homöopathischen Beobachtungsgabe zu verbinden.